Biotality-Index

Anna Bartenschlager · Volker Nürnberg

Biotality-Index

Entwicklung eines Tests zur Bestimmung von individuellen und arbeitsbezogenen Vitalitätsparametern

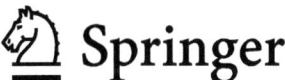 Springer

Anna Bartenschlager
München, Deutschland

Volker Nürnberg
Karlsbad, Deutschland

ISBN 978-3-658-25576-3   ISBN 978-3-658-25577-0 (eBook)
https://doi.org/10.1007/978-3-658-25577-0

Die Deutsche Nationalbibliothek verzeichnet diese Publikation in der Deutschen Nationalbibliografie;
detaillierte bibliografische Daten sind im Internet über ▶ http://dnb.d-nb.de abrufbar.

Springer ist ein Imprint der eingetragenen Gesellschaft Springer Fachmedien Wiesbaden GmbH und ist
ein Teil von Springer Nature.
Die Anschrift der Gesellschaft ist: Abraham-Lincoln-Str. 46, 65189 Wiesbaden, Germany

Für Bodo, Theresa und Felix

Vorwort

Das biologische Alter und seine Darstellung in Vitalität und Gesundheitszustand erweckt bei Individuen und Unternehmen zunehmend Interesse.

Auch Wissenschaftler forschen, inwiefern das biologische Alter vom chronologischen Alter durch (beeinflussbare) Faktoren abweichen kann. Zentrale Bestandteile sind dabei Tests um das biologische Alter einer Person zu messen. Diese umfassen Parameter, die den persönlichen Lebensstil (z. B. Ernährungsweise, Rauchverhalten) betreffen. Neue Untersuchungen und Alterungstheorien zeigen, dass Arbeit und Arbeitsplatz ebenfalls das biologische Alter beeinflussen. Die Bedeutung der arbeitsbezogenen Faktoren wird jedoch in gängigen Tests kaum berücksichtigt. Um dem Bild der ganzheitlichen Alterung gerecht zu werden, enthält dieses Buch auch die arbeitsplatzrelevanten Faktoren.

Es wurde ein Fragebogen entwickelt, der abschätzt, ob der Anwender jünger, gleichaltrig oder älter als sein chronologisches Alter ist. Das Ergebnis, der sogenannte *Bitotality-Index,* kann sowohl Individuen als auch Unternehmen helfen ihren Vitalitätsstatus einzuschätzen und durch entsprechende Maßnahmen zu verbessern.

In diesem Buch wird Ihnen aufgezeigt, warum es sich auch für Sie lohnt, sich mit dem umfassenden Thema zu beschäftigen.

Inhaltsverzeichnis

Abkürzungsverzeichnis

%	Prozent
§	Paragraf
Abb.	Abbildung
ABDM	Ambulantes Blutdruck-Monitoring
ACS	American Cancer Society
ArbSchG	Arbeitsschutzgesetz
BAuA	Bundesanstalt für Arbeitsschutz und Arbeitsmedizin
BBSR	Bundesinstitut für Bau-, Stadt-, und Raumforschung
BGF	betriebliche Gesundheitsförderung
BGM	betriebliches Gesundheitsmanagement
BMFSFJ	Bundesministerium für Familie, Senioren, Frauen und Jugend
BMG	Bundesministeriums für Gesundheit
BMI	Body-Mass-Index
BMW	Bayerische Motoren Werke
BoA	Biomarkers of Aging
BPs	Basenpaaren
bspw.	beispielsweise
bzw.	beziehungsweiße
ca.	in etwa
CDC	Center of Disease Control and Prevention
CRP	C- reaktives Protein
d. h.	das heißt
DAK	Deutsche Angestellten Krankenkasse
DEGS1	Studie zur Gesundheit Erwachsener in Deutschland
DGAUM	Deutsche Gesellschaft für Arbeitsmedizin und Umweltmedizin e.V.
DGB	Deutscher Gewerkschaftsbund
DGE	Deutsche Gesellschaft für Ernährung
DGPPN	Deutsche Gesellschaft für Psychiatrie, Psychotherapie und Nervenheilkunde
DHL	Deutsche Hochdruckliga
DHS	Deutsche Hauptstelle für Suchtfragen
DKFZ	Deutsches Krebsforschungszentrum
DKV	Deutsche Krankenversicherung
DANN	Desoxyribonukleinsäure
DSM- 5	Diagnostic and Statistical Manual of Mental Disorders
EBC	European Brain Council
ECHI	European Community Health Indicator
e.g.	for example
ENWHP	European Network für Mental Health Promotion
EU	Europäische Union
FDR	Fachverband Drogen und Rauschmittel
FFQ	Food Frequency Questionnaire

FISH	Fluoreszenz in situ Hybridisierung
g	Gramm
ggf.	gegebenenfalls
GWAS	genomweiten Assoziationsstudien
HDL	high density lipoprotein
IAB	Institut für Arbeitsmarkt- und Berufsforschung
ICD- 10	International Statistical Classification of Diseases and Related Health Problems
ICSD	International Classification of Sleep Disorders
ICSD- 2	International Classification of Sleep Disorders
IGA	Intiative Gesundheit und Arbeit
INQA	Initiative Neue Qualität der Arbeit.
IPAQ	International Physical Activity Questionnaire
Kcal	Kilokalorien
KFZA	Kurzfragebogen zur Arbeitsanalyse
kg	Kilogramm
KHK	koronare Herzkrankheit
LDL	low density lipoprotein
LTL	leukocyte telomere length
MECE	mutually exclusive and collectively exhaustive
METs	metabolic equivalents
mmHg	Millimeter Quecksilbersäule
NCD- RisC	NCD Risk Factor Collaboration
ODPHP	Office of Disease Prevention and Health Promotion
PINTA- Studie	Prävalenz der Internetabhängigkeit- Studie
PROCAM- Studie	Prospective Cardiovascular Münster- Studie
PSQI	Pittsburgh Sleep Quality Index
qPCR	quantitative Polymerase Kettenreaktion
RKI	Robert Koch Institut
RNA	Ribonukleinsäure
ROI	Return on Investment
RTLs	relative Telomerlänge
STARLET	Stressassoziierte Hypertonie am Arbeitsplatz
TK	Techniker Krankenkasse
TRF	Telomere Restricition Fragment
TSH	Thyroxin Stimulierendes Hormon
TU	Technische Universität
USA	United States of America
UV- Strahlung	Ultraviolettstrahlung
vs.	versus
WHO	World Health Organization
z. B.	zum Beispiel

Einleitung und Problemstellung

„Das Leben verlängern heißt, es nicht zu verkürzen." (Christoph Wilhelm von Hufeland (1762–1836), deutscher Mediziner).

© Springer Fachmedien Wiesbaden GmbH, ein Teil von Springer Nature 2019
A. Bartenschlager, V. Nürnberg, *Biotality-Index*, https://doi.org/10.1007/978-3-658-25577-0_1

1

Zusammenfassung

Die Beschäftigung mit den Alterungsprozessen und dem Wunsch möglichst lange jung und vital zu sein, kann seitjeher in allen Kulturkreisen beobachtet werden. Auch in der Wissenschaft werden steuerbare Größen untersucht, die den Alterungsfortschritt beeinflussen. Im Folgenden soll die Ausgangssituation für die Entwicklung des *Biotaliy-Index* dargestellt werden.

Seitjeher beschäftigt sich der Mensch, egal aus welchem Kulturkreis, mit dem Altern und dem Wunsch, kalendarisch immer älter zu werden und sich dabei (biologisch) jung zu fühlen. Auch Hufeland interessierte sich für das biologische Alter, dem tatsächlichen Alterungsfortschritt, indem er vor über 200 Jahren die Wechselwirkung der Lebensführung auf eine bestmögliche, lange Lebensqualität untersuchte (Hufeland und Rothschuh 1975). Diese beeinflussenden Größen zu bestimmen, ist seither von wissenschaftlichem Interesse. Insbesondere Gerontologen untersuchen den Zusammenhang von Lebensweisen auf die Alterungs- und Vitalitätsprozesse. Der Otto-Normalverbraucher ist von zahlreichen „Anti-Aging"- Maßnahmen von unterschiedlicher Qualität und Erfolg umgeben, deren Ziel es ist, dem Menschen ein langes und eigenständiges Leben zu ermöglichen (Jacobi 2005, S. 2, 7).

Damit steigt das Interesse, sich mit Altern und einer gesundheitsbewussten Lebensführung zu beschäftigten. Anhand zahlreicher Tests, die sich zum Beispiel in Zeitschriften befinden, kann das biologische Alter eingeschätzt werden (Jacobi et al. 2005, Vorwort). Faktoren wie z. B. Ernährung, Bewegung und Suchtmittelkonsum, gelten allgemein als zentrale Einflussgrößen für ein langes Leben (Vaillant 2003) und werden in diesen Fragebogen entsprechend abgefragt.

Die Arbeit macht für den Menschen zeitlich einen großen Teil seines Lebens aus. Etwa 1/3 ihres Tages verbringen Beschäftigte in der Arbeit (TK 2016, S. 37). Dadurch stellt der Arbeitsplatz mit seinen Anforderungen eine wichtige Größe bei der Zustandsbeschreibung einer Person im Sinne der Umwelt-Mensch-Interaktion, dar (Freude et al. 2010, S. 21). Es wird angenommen, dass das Setting Arbeit das biologische Alter mitbestimmt (Prokop 1996, S. 123). Allerdings werden nur in wenigen Tests zur Bestimmung des biologischen Alters die Arbeitsbelastungen ausreichend berücksichtigt (Freude et al. 2010, S. 25–26).

Diese Verbindung soll mit diesem Buch geschaffen werden. Ziel ist es, einen Test zu entwickeln, der die Vitalität eines Arbeitnehmers anhand allgemeiner und arbeitsspezifischer wissenschaftlich fundierter Parameter einschätzt. Das Ergebnis ist der sogenannte *Biotality-Index*. Dieser soll im betrieblichen Gesundheitsmanagement (BGM) herangezogen werden können, um Auffälligkeiten bezüglich der alters- und geschlechtstypischen Funktionsfähigkeit von Beschäftigten aufzuzeigen. Neben der individuellen Einschätzung des biologischen Alters kann er zusätzlich dazu dienen, einen durchschnittlichen Wert auf Gesamtorganisationsebene zu erhalten. Nach Abklärung der rechtlichen Gegebenheiten, können dann Vergleichswerte mit anderen Abteilungen und Unternehmen ausgebildet werden (Benchmarking).

Gerade in der Zeit des demografischen Wandels und des späteren Renteneintrittsalters gilt es, Mitarbeiter möglichst lange fit und leistungsstark zu erhalten. Das BGM hat daher die Schlüsselaufgabe, verhältnis- und verhaltensorientierte Rahmenbedingungen, Strukturen und Prozesse zum Erhalt und zur Verbesserung der Mitarbeitergesundheit zu gestalten. Um jedoch zielführende Maßnahmen einzuleiten, bedarf es eines reflektierten Einsatzes von unternehmensspezifischen Bedingungen und Maßnahmen, die die individuellen Besonderheiten berücksichtigen (Meyer et al. 2015, S. 1). Ein Test über den Vitalitätszustand von Mitarbeitern kann hierfür sinnvoll sein, indem er als diagnostisches Verfahren Messgrößen zur Orientierung des IST- Zustandes liefert. Durch einen erneuten Einsatz des *Biotality-Index* nach einer bestimmten Zeit kann die Wirksamkeit eingeführter Maßnahmen bewertet und nach der Evaluation im Regelkreislauf des BGMs fortgefahren werden.

Der *Biotality-Index* möchte daher sowohl auf privater als auch beruflicher Ebene sensibilisieren, die Übergänge sind zwischenzeitlich ohnehin fließend, den Alterungsprozess über den Lebensstil positiv zu beeinflussen.

Im Theoretischen Hintergrund, ▶ Kap. 2, werden zunächst wesentliche Begrifflichkeit geklärt. Ausführlich werden anschließend die Alterungstheorien dargestellt, unter Berücksichtigung des jüngsten wissenschaftlichen Forschungsstandes. Zusätzlich werden Diagnostikmöglichkeiten des biologischen Alters aufgezeigt. Beispielhaft werden die bekannten Tests von Pöthig und Halle vorgestellt.

Wesentlich für die Erarbeitung dieses Fragebogens ist auch die Situation im Unternehmen. Dabei wird die wechselseitige Beeinflussung der Arbeit auf die Alterung und die Arbeitsfähigkeit beschrieben. Berücksichtigt werden hierbei die Megatrends Globalisierung, Digitalisierung, wissensbasierte Wirtschaft sowie weitere relevante gesellschaftliche Veränderungen (Walter et al. 2013). Es folgt dann die Vorstellung des BGMs mit seinen Zielen und Aufgaben. Dabei wird schwerpunktmäßig das Angebot bisheriger Gesundheitsanalysen dargestellt.

In ▶ Kap. 3 wird der *Biotality-Index* vorgestellt. Voran gehen die Ziele des Fragebogens. Zudem wird aufgezeigt, welchen wissenschaftlichen Hintergrund die verwendeten Parameter besitzen. Statistische Überlegungen zu Aufbau und Auswertung des Fragebogens folgen. Einen großen Teil nimmt dann die einzelne Darstellung der ausgewählten Parameter mit einer Begriffsdefinition und Darstellung der Wirkung auf die Vitalität, ein. Dabei wird schwerpunktmäßig dargestellt, inwiefern der Parameter im Unternehmen eine Rolle spielt. Anschließend werden Möglichkeiten zur Erhebung des Parameters über einen Fragebogen aufgezeigt.

Der Fragebogen zum *Biotality-Index* im Gesamten finalisiert dieses Kapitel.

In der Diskussion, ▶ Kap. 4, werden dann mögliche Einsatzmöglichkeiten und Grenzen des generierten Fragebogens im Unternehmen aufgezeigt. Dabei werden weitere mögliche Erhebungsvarianten im Sinne des Benchmarking diskutiert. Ein Anwendungsbeispiel aus der Praxis wird anschließend vorgestellt (Berger 2017).

Ein Fazit über die erarbeiten Inhalte rundet dieses Buch ab.

Aus Gründen der besseren Lesbarkeit wird in der Arbeit in der Regel die männliche Schreibweise verwendet. Es wird jedoch darauf hingewiesen, dass diese ausschließliche Verwendung der männlichen Form explizit als geschlechtsunabhängig verstanden werden soll.

Literatur

Berger, K. (2017). *Das biologische Alter bei Menschen in Führungspositionen. Eine empirische Untersuchung der Differenz vom chronologischen zum biologischen Alter, in Abhängigkeit zu der beruflichen Position.* Unveröffentlichte Bachelorarbeit. Technische Universität München.

Freude, G., Jakob, O., Martus, P., Rose, U., & Seibt, R. (2010). Predictors of the discrepancy between calendar and biological age. *Occupational Medicine (Oxford, England), 60*(1), 21–28. https://doi.org/10.1093/occmed/kqp113.

von Hufeland, C. W., & Rothschuh, K. E. (Hrsg.). (1975). *Die Kunst, das menschliche Leben zu verlängern. Makrobiotik*. Stuttgart: Hippokrates.

Jacobi, G. H. (2005). Anti-Aging: Sinnbild, Sehnsucht, Wirklichkeit. In G. H. Jacobi, H. K. Biesalski, U. Gola, J. Huber & F. Sommer (Hrsg.), *Kursbuch Anti-Aging* (1. Aufl., S. 2–13). Stuttgart: Thieme.

Jacobi, G. H., Biesalski, H. K., Gola, U., Huber, J., & Sommer, F. (Hrsg.). (2005). *Kursbuch Anti-Aging* (1. Aufl.). Stuttgart: Thieme. https://doi.org/10.1055/b-002-21542.

Meyer, M., Klose, J., & Schröder, H. (2015). Zielgruppenspezifisches Gesundheitsmanagement: Ein Überblick. In B. Badura, A. Ducki & H. Schröder (Hrsg.), *Neue Wege für mehr Gesundheit – Qualitätsstandards für ein zielgruppenspezifisches Gesundheitsmanagement. Zahlen, Daten, Analysen aus allen Branchen der Wirtschaft* (S. 1–8). Berlin: Springer (Fehlzeiten-Report, 2015).

Prokop, L. (1996). *Die Verhütung vorzeitiger Alterserscheinungen*. Vienna: Springer. https://doi.org/10.1007/978-3-7091-7479-1.

TK. (Hrsg.). (2016). Beweg Dich, Deutschland! TK-Bewegungsstudie 2016. *Techniker Krankenkasse*.

Vaillant, G. E. (2003). *Aging well. Surprising guideposts to a happier life from the landmark Harvard study of adult development* (1. Aufl.). Boston: Little Brown.

Walter, N., Fischer, H., Hausmann, P., Klös, H. P., Lobinger, T., Raffelhüschen, B., et al. (2013). *Die Zukunft der Arbeitswelt. Auf dem Weg ins Jahr 2030*. http://www.bosch-stiftung.de/content/language1/downloads/Studie_Zukunft_der_Arbeitswelt_Einzelseiten.pdf. Zugegriffen am 30.07.2017.

Theoretischer Hintergrund

© Springer Fachmedien Wiesbaden GmbH, ein Teil von Springer Nature 2019
A. Bartenschlager, V. Nürnberg, *Biotality-Index*, https://doi.org/10.1007/978-3-658-25577-0_2

2

Zusammenfassung

Im folgenden Kapitel werden wesentliche Begrifflichkeiten geklärt. Begonnen wird mit dem chronologischen Alter und der Vitalität. Abschließend wird der neue Begriff *Biotality-Index* vorgestellt.

2.1 Begrifflichkeiten

2.1.1 Chronologisches Alter

Unter dem chronologischen Alter versteht man das jeweilige kalendarische und damit physikalisch durch die Zeit definierte Lebensalter und bestimmte Lebensabschnitte, die durch die Gesellschaft als „Alter" festgelegt sind (Oswald 2000, S. 8).

Nicht immer passt dieses chronologische Alter mit dem gewonnenen äußeren Gesamteindruck einer Person überein. Manche Personen wirken jünger und vitaler, manche älter als es ihr chronologisches Alter erwarten lässt. Das chronologische Alter spiegelt daher nur bedingt das reale Alter und den Leistungszustand des Körpers wider und sagt wenig über die eigentliche Gesundheit, Vitalität und Lebenserwartung aus, weshalb es den Begriff des biologischen Alters gibt (Martin 2000, S. 1; Freude et al. 2010, S. 21). Auch Halle konstatiert im FOCUS Magazin: *„Das chronologische Alter ist eigentlich eine Zahl ohne Wert. Denn es spiegelt niemals die komplexen Altersvorgänge im Körper wider. Wirklich wichtig ist das biologische Alter"* (FOCUS Magazin 2005).

2.1.2 Biologisches Alter

Bei der Operationalisierung des biologischen Alters wird auf den bereits in den 1940er-Jahren von Max Bürger entwickelten Altersbegriff zurückgegriffen. Demzufolge versteht man unter dem biologischen Altersbegriff, *„jede irreversible Veränderung der lebenden Substanz als Funktion der Zeit"* (Bürger 1960, S. 2).

Altern ist ein natürlicher, nichtpathologischer Prozess, der von der Befruchtung bis zum Tod eines Individuums andauert. Bei diesen vielfach noch ungeklärten Mechanismen des Alterns, die zum Teil genetisch vorgegeben sind, kommt es zu irreversiblen, zeitabhängigen Struktur- und Funktionswandlungen organismischer Systeme. Sie beeinflussen und begrenzen die Lebensdauer von Zellen, den daraus aufgebauten Organen, Geweben und Organismen (Meißner-Pöthig 1997, S. 13; Martin 2000, S. 2; Bürger 1960, S. 1–2). Bürger verwendete später in Verbindung mit seiner Definition nicht mehr den Begriff „Altern", sondern „Biomorphose". Hiermit meint er die Wandlungen des Körpers und seiner Funktionen während des gesamten Lebens (Bürger 1960, S. 1–2). Er bezieht sich dabei auf Ehrenberg, der seelische, geistige und körperliche Beeinflussungen, sowie Einwirkungen durch Nahrung, Klima, Übung und Beruf als verantwortliche Größen der Wandlung nennt. Auch Halle bestimmt als Einflussfaktoren auf das biologische Alter die erbliche Veranlagung, Ernährung, Sport, Lebenssituation, Stress, Partnerschaft und medizinische Daten. Sie können für erhebliche Diskrepanzen zum kalendarischen Alter verantwortlich sein. Messbar sind nach Pöthig bis zu ±25 Jahresäquivalente (Pöthig 2011, S. 56). Diese Einflüsse der Parameter gilt es näher zu untersuchen.

2.1.3 Vitalität

Das biologische Alter wird durch die Vitalität einer Person charakterisiert. Vitalität ist nach Pöthig, die *„[...] (alters- und geschlechtstypische!) Funktionstüchtigkeit und Befindlichkeit eines Individuums"* (Meißner-Pöthig 1997, S. 33). Nach der Geburt steigt dieser Wert in der Entwicklungsphase (zwischen 20 und 30 Jahren) auf ein Maximum an. In der Seneszenz, der Phase des Abbaus, fällt er kontinuierlich ab, ungefähr ein Prozentpunkt pro Jahr und erreicht mit dem Tod den Wert Null (Halle 2016, S. 14–15; Niedermüller und Hofecker 2004, S. 10–11) (siehe ◻ Abb. 2.1). Dies war der Grund für den Baseler Gerontologen, Fritz Verzar, Altern erst nach Erreichen der maximalen Aufbauphase zu bezeichnen (Martin 2000, S. 2).

Da in der Literatur Vitalität und biologisches Alter oftmals synonym verwendet werden (Dean und Morgan 1988, S. 192), werden auch im Folgenden keine Unterschiede zwischen den Begriffen gemacht.

2.1.4 Biotality-Index

Dem generierten Fragebogen liegt das Verständnis des biologischen Alters und der Vitalität zu Grunde. Neben den unbeeinflussbaren genetischen Faktoren setzt er sich aus beeinflussbaren Parametern des Lebensstils zusammen. Da sich der Fragebogen stärker auf Arbeitsfaktoren bezieht, wird der neue Begriff des *Biotality-Index* entwickelt. Biotality setzt sich aus den englischen Wörtern „biological age" und „vitality" zusammen. Der Begriff wurde nach Recherche am 22.06.2017 im deutschen und europäischen Patentamt noch nicht verwendet.

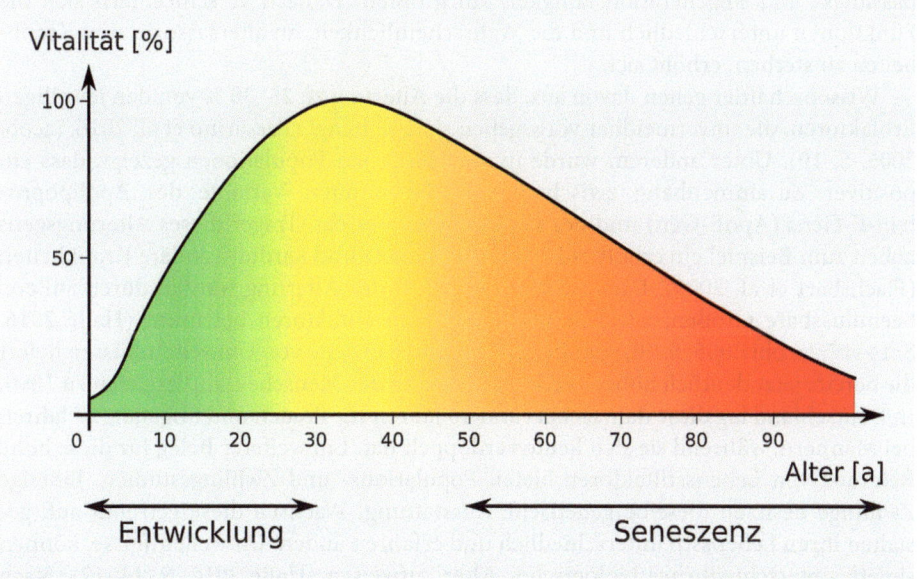

◻ **Abb. 2.1** Die Vitalität beim Menschen in Abhängigkeit vom Alter (nach Niedermüller und Hofecker 2004). Darstellung von Kübelbeck

2.2 Physiologie des Alterns

2.2.1 Hintergrund für die Alterung

Bereits Bürger stellte sich die Frage, warum das System der Biomorphose, das die Möglichkeit der Wandlungen hat, letztendlich zum Tode hin ausgerichtet ist. *„Diese ständigen Wandlungen unserer materiellen Substanz, ihrer Struktur und Funktion, beinhalten eines der tiefsten Geheimnisse der menschlichen Natur."* (Bürger 1960, S. 2).

Die schicksalhafte Tatsache, dass Leben, Altern und Sterben untrennbar miteinander verbunden sind, lässt sich biologisch nicht zufriedenstellend erklären.

Evolutionsbiologen vermuten, dass der Alterungsprozess geschieht, da das Leben nur auf Arterhaltung ausgerichtet ist. Die Gene des Menschen sind deshalb so programmiert, um in jungen Jahren möglichst gesund, fit, sowie sexuell attraktiv zu sein. Hierfür reichen beim Homo sapiens theoretisch 20 Jahre für die Fortpflanzung und 15 Jahre für die Erziehung der nächsten Generation. Die Beschränkung auf diese Altersspanne war angesichts der kurzen Lebenserwartung des Urmenschen aufgrund von Umweltgefahren (Hunger, Unterkühlung, Verletzungen) ausreichend. Erkrankungen, die danach auftreten, unterliegen nicht mehr einem genetischen Ausleseverfahren. Zur Abwehr der typischen Altersleiden wie Diabetes, Herzkrankheiten oder Krebs mussten sich in Jahrmillionen keine genetischen Abwehrstrategien im Erbgut ausbilden. Erst in der Steinzeit, vor ungefähr 30.000 Jahren, nahm die Lebenserwartung des Menschen um 35–40 Jahre zu. Diese Kulturveränderung war für die Menschheit zwar ein wichtiger evolutionärer Schub, dieser Altersvorteil hat sich jedoch im Bauplan des Körpers dagegen noch nicht manifestiert (Rosenberg 2004). Daher liegt auch heutzutage der menschliche Vitalitätshöhepunkt, wie bereits oben erwähnt, zwischen dem 20. und 30. Lebensjahr. Zu diesem Zeitpunkt ist die Funktionsfähigkeit der Organe und deren Anpassungs- und Regenerationsfähigkeit am größten. Danach verschlechtern sich die Funktionen unterschiedlich und die Wahrscheinlichkeit, an altersassoziierten Krankheiten zu sterben, erhöht sich.

Wissenschaftler gehen davon aus, dass die Alterung zu 25–30 % von den jeweiligen Erbfaktoren, die unvermeidbar vorgegeben sind, abhängt (Passarino et al. 2016; Jacobi 2005, S. 10). Unter anderem wurde in verschiedenen Populationen gezeigt, dass ein positiver Zusammenhang zwischen einer bestimmten Variante des Apolipoprotein-E-Gens (ApoE-Gen) und der Langlebigkeit besteht. Träger dieses Alterungsgens haben zum Beispiel ein erhöhtes Risiko für Demenz und kardiovaskuläre Krankheiten (Flachsbart et al. 2009). Die restlichen 70–75 % der Alterung werden durch äußere, beeinflussbare Größen, wie Lebensstil und Umweltfaktoren bestimmt (Halle 2016, S. 14–17; Jacobi 2005, S. 10). Ein Beweis für die Tragweite von Umwelteinflüssen liefert die bereits jetzt deutlich höhere Lebenserwartung des Menschen im Vergleich zu 1890. In Deutschland lag diese damals bei rund 40 Jahren für Frauen und ungefähr 37 Jahren bei Männern, während sie sich heute verdoppelt hat. Ein weiterer Beleg für diese hohe Relevanz von Lebensstilfaktoren bieten Populations- und Zwillingsstudien. Eineiige Zwillinge besitzen dieselbe genetische Ausstattung. Wachsen diese getrennt auf, gestalten ihren Lebensstil unterschiedlich und erfahren andere Umwelteinflüsse, können sie ein unterschiedliches biologisches Alter aufweisen (Halle 2016, S. 14–17). Nach Blackburn et al. (2017) ist die wechselseitige Beeinflussung zwischen Anlage und Umwelt am bedeutsamsten (S. 20).

2.2.2 Alterungstheorien

Wie die konkreten Alterungsprozesse im Inneren ablaufen, ist noch nicht vollständig erforscht. Es gibt verschiedene Theorien über die allgemeinen Alterungsprozesse. Die bedeutendsten sind die Theorien von den Telomeren, den freien Radikalen, den Entzündungen, die Neuroendokrine-Theorie, sowie die Gefäßalterungs-Theorie, wobei diese sich teilweise wechselseitig bedingen.

2.2.2.1 Telomer-Theorie

Die gegenwärtig vorherrschende wissenschaftliche Theorie des Alterns beschäftigt sich mit der Länge der Telomere („telomere hypothesis of aging"). Telomere sind die Endstücke der Chromosomen. In ◘ Abb. 2.2 sind sie dargestellt als orangefarbige Spitzen der Chromosomen. Telomere bestehen aus einer repetitiven DNA-Sequenz mit rund 5000 bis 12.000 Basenpaaren (BPs) sowie aus Proteinen. Sie schützen als eine Art Schutzkappe die Träger des Erbguts.

Bei jeder Zellteilung verkürzen sich die Telomere, da für diese Endstücke des DNA-Abschnitts kein Replikationsmechanismus besteht. Dabei gehen zwischen 30 und 200 Basenpaare pro Jahr verloren (siehe ◘ Abb. 2.3).

Nach ca. 50–70 Teilungen erreichen die Telomere eine kritische Länge von weniger als 4.500 Basenpaaren. Dadurch können die Chromosomen nicht mehr ausreichend geschützt und die genetischen Informationen geschädigt werden. Die Zelle teilt sich nicht mehr und „stirbt". In dem Zustand der Seneszenz kann der Körper daraufhin Gewebe nicht mehr adäquat regenerieren. Daraus ergeben sich Funktionswandlungen, wodurch der Organismus anfälliger für Herz- und Gefäßerkrankungen, Diabetes, Stoffwechselerkrankungen oder Alzheimer wird (Blackburn et al. 2017, S. 20–22; Aubert und Lansdorp 2008; Lin et al. 2010). Da die genetischen Informationen nicht mehr durch die Telomere geschützt werden, können sich die Chromosomen außerdem zu einem Krebs entwickeln. Neben einer Vitalitätsabnahme führen diese Alterskrankheiten auch zum vorzeitigen Tod (Blackburn et al. 2017, S. 17). Studien (Epel et al. 2008; Fitzpatrick et al. 2007; Zhu et al. 2011) belegen den Zusammenhang zwischen dem Risiko für Krankheiten, der Lebenserwartung und zu kurzen Telomeren. Bei diesem bestehenden Zusammenhang wird jedoch

◘ **Abb. 2.2** Telomere (nach Podbregar 2010)

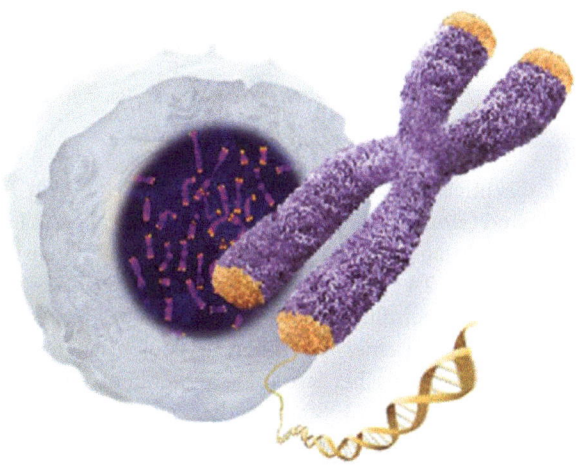

2

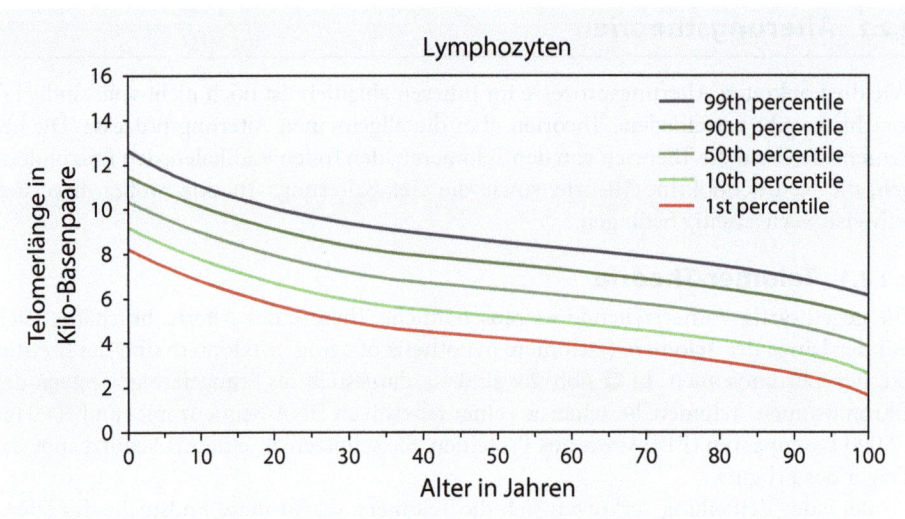

Abb. 2.3 Durchschnittliche Telomerlänge im Verhältnis zum Alter (nach Lucas et al. 2014). Angepasste, eigene Darstellung

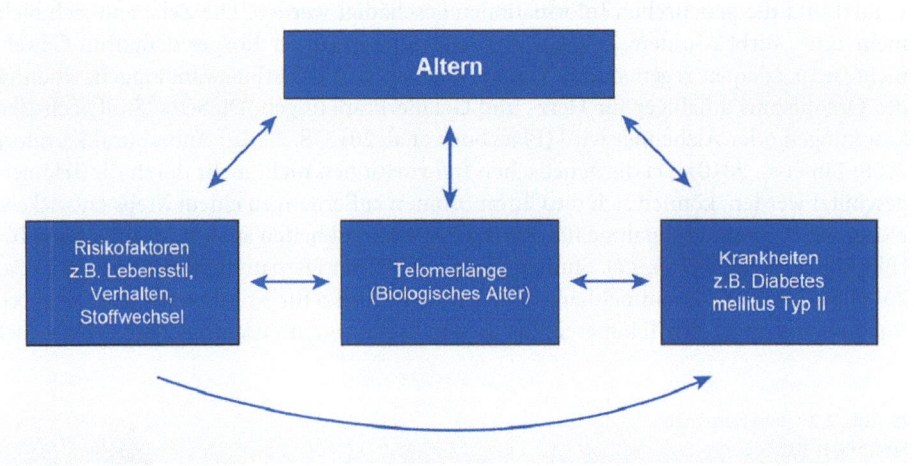

Abb. 2.4 Zusammenhang Altern-Risikofaktoren-Telomerlänge-Krankheiten (nach Elks und Scott 2014). Eigene Darstellung

noch diskutiert, ob verkürzte Telomere der Grund für Altern oder die Konsequenz des Alters sind (Hornsby 2006). So konnten Elks und Scott (2014) beispielsweise einen wechselseitigen Zusammenhang zwischen der Telomerlänge und Diabetes Typ II feststellen.

Die ◘ Abb. 2.4 zeigt weiter, dass bestimmte Risikofaktoren in der Lebensführung die Telomerlänge beeinflussen (Ornish et al. 2008). Assoziationen mit verkürzten Telomerenden werden zu einer Anzahl an psychologischen und Verhaltensfaktoren hergestellt, insbesondere psychischer Stress, Zigarettenkonsum, Sitzen und Adipositas (Prather et al. 2011; Shalev et al. 2013; Starkweather et al. 2014). Diese Erkenntnisse werden bei der Auswahl der Parameter für den *Biotality-Index* berücksichtigt.

Umkehrt erkennen Wissenschaftler einen positiven Zusammenhang zwischen längeren Telomeren und dem Gesundheitszustand mit einhergehender Vitalität (Terry et al. 2008).

Die Abnutzung der Endkappen kann jedoch auch verlangsamt, bzw. die Telomere wieder verlängert werden. Das von Elizabeth Blackburn und Carol Greider 1984 entdeckte Enzym, die Telomerase, kann die Verkürzung der Telomere unterbinden und die biologische Alterung beeinflussen. Allerdings stellen im menschlichen Körper nur die Urzellen der Organe, die Stammzellen und die Geschlechtszellen das Enzym her. Ist die Telomerase hingegen in einer normalen Körperzelle aktiv, die sich daraufhin weiterteilt, bedeutet das Krebs (Blackburn und Greider 1985). Blackburn erhielt für die Entdeckung der Telomerase, als das Maß für Jugend und tatsächliche Gesundheit im Körper, den Nobelpreis 2009. Seitdem herrscht ein zunehmendes wissenschaftliches Interesse, neben den Risikofaktoren für die Telomerverkürzung, auch Faktoren für die Telomeraseaktivierung zu generieren, um das biologische Alter positiv zu beeinflussen (Blackburn et al. 2017, S. 12).

In wissenschaftlichen Studien wird die Telomerlänge meist über die Basenpaare der Telomere in den Leukozyten gemessen (LTL). Eine gängige Methode zur Bestimmung der absoluten Länge ist die Telomere Restricition Fragment-Methode (TRF) oder die FISH-Methode (Fluoreszenz in situ Hybridisierung).

Trotz des wissenschaftlichen Fortschritts bei der Bestimmung der Telomerlänge, bleiben Schwierigkeiten bei der Interpretation der Zellteilung und des Lebenspotenzials. Denn die Telomere können in ihrer Länge sowohl innerhalb eines einzelnen Chromosoms, als auch zwischen verschieden Zellen Unterschiede aufweisen (Aubert und Lansdorp 2008).

Bedeutender als der absolute Längenwert ist die Verlustrate für die Bestimmung der Vitalität und Gesundheit. Eine Person, die 35 statt 150 BPs pro Jahr verliert, altert mit einem fünfmal langsameren Rhythmus. Hierfür wird die Methode der quantitativen Polymerase Kettenreaktion (qPCR) verwendet, um die relative Telomerlänge (RTLs) zu messen. Longitudinal-Studien, wie beispielsweise die Bruneck-Studie, messen mehrmals die Telomerverkürzungsrate unter der Betrachtung von Einflussfaktoren, wie z. B. Alter, Geschlecht und Lebensstilfaktoren (Ehrlenbach et al. 2009).

Die Theorie von den Telomeren als Mechanismus für Alterung, Morbidität und Mortalität sowie als Bestimmgröße für das biologische Alter wird größtenteils vertreten (Codd et al. 2013; Sahin et al. 2011).

Jedoch ist sie aufgrund der Komplexität von Alterungsprozessen nicht zur vollständigen Erklärung des Alters ausreichend (Podbregar 2010).

Vielmehr müssen weitere molekulare Mechanismen der Alterung berücksichtigt werden (Grune 2005, S. 23).

2.2.2.2 Freie Radikale-Theorie

Eine weitere weit verbreitete Theorie bestimmt den oxidativen Stress durch die Anreicherung freier Radikale in den Zellen als Mechanismus der Alterung.

Oxidativer Stress entsteht durch ein Ungleichgewicht von aggressiven Sauerstoffverbindungen, den freien Radikalen und Radikalfängern. Bei den freien Radikalen handelt es sich um chemisch hoch reaktive Moleküle, die wichtige Zellfunktionen, beispielsweise die DNA-Replikation und Proteinsynthese stören. Dadurch kommt es täglich zu rund 100.000 Zellschädigungen jeder Zelle. Schäden, die im Laufe des Älterwerdens nicht mehr repariert werden können. Die vermehrten Fehlfunktionen auf molekularer und zellulärer Ebene sind folglich ursächlich für den Alterungsprozess (Sohal und Weindruch 1996).

2

Umweltfaktoren wie UV-Licht, Umweltgifte, Nikotin oder Medikamente haben Einfluss auf die Entstehung der freien Radikale.

Die Radikalfänger sind körpereigene Schutzzellen, die durch antioxidative Mechanismen in der Lage sind, die schädlichen Sauerstoffverbindungen zu inaktivieren. Je mehr dieses natürliche Schutzsystem des Körpers im Laufe des Älterwerdens aus der Balance gerät, desto umfangreicher sind die entstehenden Zellschäden, die den Alterungsprozess beschleunigen und altersbedingte Krankheiten verursachen. Über den Lebensstil, wie z. B. durch die Aufnahme von Antioxidantien in der Nahrung, kann der Körper bei der Abwehr der freien Radikale unterstützt werden (Despeghel 2016, S. 14–15).

2.2.2.3 Entzündungs-Theorie

Andere Wissenschaftler sehen einen Zusammenhang zwischen chronischen Entzündungsprozessen im Körper und der Alterung. Dies wird „inflamm-aging" genannt. Es ist das Ergebnis eines komplexen Wechselspiels zwischen genetischen, Umwelt- und Lebensstilfaktoren. Dauerhafte Entzündungsreaktionen stellen für den Körper eine Belastung dar und können für Krankheiten, wie z. B. die Arterienverkalkung und anderen altersabhängigen Erkrankungen, die Grundlage bilden. Dabei sind im Blut eine erhöhte Anzahl von Entzündungscytokine und eine reduzierte Anzahl von Anti-Entzündungscytokine (wie z. B. IL-10) nachweisbar. Eine entscheidende Rolle bei der Entstehung von chronisch niederschwelligen Entzündungsprozessen spielt dabei unter anderem die Ernährung (Kübler 2015; Francheschi et al. 2000).

2.2.2.4 Neuroendokrine-Theorie

Eine weitere biologische Erklärung von Alterungsprozessen, liefert die Neuroendokrine-Theorie. Mit zunehmendem Alter verändert sich die ursprüngliche Hormonlage. Insbesondere die Konzentration von Geschlechtshormonen wird bei beiden Geschlechtern geringer. Dies könnte ebenfalls an der oben beschriebenen Arterhaltung beim Urmenschen liegen. Zudem nimmt die Produktion von Leistungshormonen ab. Durch den gesunkenen Hormonspiegel erhalten einige Organsysteme geringere Signalwirkung und stellen ihre Funktion ein (Despeghel 2016, S. 14–17).

2.2.2.5 Gefäßalterungs-Theorie

Auch auf der Ebene der Gefäße gibt es eine bekannte Alterungstheorie. Nach Halle nehmen Gefäße eine Schlüsselrolle ein, da sie für die Versorgung der Organe und damit ihrer Jungerhaltung bzw. Voralterung verantwortlich sind.

» *„Das Fortschreiten der Alterungsprozesse hängt unmittelbar davon ab, wie viel Sauerstoff und Nährstoffe über dieses Versorgungsnetz angeliefert und in die Körperzellen eingeschleust werden können."* (Halle 2016, S. 24).

Für die optimale Versorgung ist es wichtig, dass die Gefäße elastisch sind (Halle 2016, S. 25).

Bei der sogenannten Arteriosklerose lagern sich aufgrund von Abtransportproblemen Blutfette (Cholesterin), Blutgerinnsel (Thromben) und Kalk in der Gefäßinnenwand, dem Endothel an, was zu einer Gewebsumwandlung der Gefäße führt. Leukozyten entfernen diese Ablagerung, indem sie sich auf die Gewebsumwandlung anlagern und eine Entzündung bilden. Angelockt von den Entzündungsfaktoren lagern sich weitere Blutzellen an. Die sogenannte Plaque entsteht. Dadurch wird die Elastizität der Gefäße eingeschränkt und die Organe werden nicht richtig versorgt. Zusätzlich besteht die Gefahr, dass sich die

Arterien verschließen, mit der Konsequenz eines Schlaganfalls, Herzinfarkts oder Durchblutungsstörungen in den Beinen (Halle 2016, S. 33).

Vom Zustand der Gefäße lassen sich daher Rückschlüsse zum biologischen Alter bzw. der Vitalität eines Menschen ziehen. Dies kann über einen Ultraschall der Halsschlagader sowie über Blutparameter diagnostiziert werden (Halle 2016, S. 46–47). Halle sieht bei den Gefäßen einen Ansatzpunkt der Jungerhaltung, die vom Individuum beeinflussbar ist. Indem durch einen gesundheitsförderlichen Lebensstil Durchblutungsstörungen vermieden werden, wird die physiologisch langsam fortschreitende Aufrauung der ursprünglich glatten inneren Gefäßschicht verzögert (Halle 2016, S. 35, 54). Hierbei nennt er Alterungsfaktoren, die sich negativ auswirken und Schutzfaktoren, die die Alterungsprozesse aufhalten können. Diese werden beim *Biotality-Index* mitberücksichtigt.

Zusammenfassend können die Alterungstheorien in einem negativen Synergiekreislauf betrachtet werden. Ein ungünstiger Lebensstil und beruflich ungünstige Fatkoren fördern freie Radikale und Gefäßschädigungen, diese verursachen chronische Entzündungen, wodurch die Telomere verkürzt werden können. Zudem liefern die verschiedenen Alterstheorien eine grundlegende Gemeinsamkeit. Zwar spielt die Genetik beim Altern eine wesentliche Rolle, jedoch hat das Individuum mit einer gesundheitsbewussten Lebensführung einen entscheidenden Einfluss auf den Alterungsprozess (Halle 2016, S. 54). Für den erstellten Fragebogen spielt diese Eigenverantwortung eine zentrale Rolle.

■ **Diagnostik des Alterns über Tests**

Im Folgenden wird die Entwicklung über die theoretischen und methodologischen Verfahren zur Alter(n)sdiagnostikmodellen der Geschichte bis zu den heutigen Herangehensweisen aufgezeigt. Zur Bestimmung des biologischen Alters und der Vitalität werden Biomarker herangezogen. Der Begriff wird vorzugsweise für biologische Variablen benutzt oder in Tiermodellen für Variablen, die die Wirksamkeit von Interventionen zu beurteilen erlauben. Sie treffen aber letztlich für alle am lebenden Organismus messbaren Indikatoren des Alterns zu. Baker und Sprott 1988 definierten Biomarker des Alterns („biomarkers of aging", BoA) deshalb wie folgt:

》 *„Ein BoA ist ein biologischer Parameter eines Organismus, der allein oder als Teil einer multivariaten Testbatterie – bei Ausschluss von Krankheiten – die funktionellen Fähigkeiten, die ein Biosystem zu einem späteren Alterszeitpunkt aufweisen wird, besser vorhersagen kann als das chronologische Alter."* (Baker und Sprott 1988).

2.2.3 Monotest-Verfahren

Im Laufe der gerontologischen Forschung wurden einzelne, verschiedene Parameter als Biomarker für das biologische Alter bestimmt. Dabei werden die Messergebnisse mit einem Referenzwert verglichen, der für das chronologische Alter gilt. Abweichungen geben daher Aufschlüsse über das biologische Alter. Im Jahre 1951 konnte von Messungen der Akkomodation des Auges, des Hörvermögens, des systolischen Blutdrucks, der Dunkeladaptation und der Handmuskelkraft berichtet werden (Dean 1988). In den frühen 1960er-Jahren erfolgten dann durch Hollingworth Untersuchungen mit bis zu neun Parametern. Gemessen wurde dabei auch die Hautelastizität, die Vitalkapazität und Blutparameter (Serumcholesterol, Triglyceride, Blutzucker, Harnsäure, Magnesium, Calcium, Phosphat, Leberwerte, Nierenwerte, Ferritin, TSH, Homocystein, CRP) sowie die Ermittlung von Parametern im Urin (Hollingsworth 1994).

2

Neben inneren Parametern, wurde versucht, über äußere Abbildungen wie graue Haare einen Faktor zur Bestimmung des biologischen Alters abzuleiten. Letzteres wird jedoch durchwegs genetisch bedingt und ist daher praktisch nicht veränderbar, weshalb es sich nicht zur Bestimmung des biologischen Alters eignet (Prokop 1996, S. 98).

Im Zuge der neuen wissenschaftlichen Erkenntnisse wird die Bestimmung der Telomere über eine Blutabnahme als Biomarker des Alters angesehen.

Eine Aufzählung schon verwendeter oder zur Diskussion stehender Biomarker ist nach Martin angesichts der vielen Möglichkeiten insgesamt schwierig. Er kommt zu dem Fazit, dass *„so schwierig es ist, das Altern zu verstehen, so schwierig ist es auch, es realitätskonform zu messen.“* (Martin 2000, S. 4). Diese Meinung teilen auch Johnson (2006) und Pöthig et al. (2011). Demnach fand man den idealen, stabilen, über den gesamten Lebenszyklus zuverlässig messbaren und zudem durch Krankheit unbeeinflussbaren Altersmarker noch nicht (Pöthig et al. 2011). Wie bereits oben aufgeführt, hat auch die Bestimmung der Telomerlänge in ihrer Aussagefähigkeit als Biomarker Grenzen.

2.2.4 Multifaktorielle Messung

Auf Basis der oben genannten Einschränkungen in der Aussagekraft von Mono-Testverfahren, gewann eine multifaktorielle Messung zur Bestimmung des biologischen Alters an Bedeutung.

In diese ganzheitlich angelegte Betrachtung des Alterns werden neben Biomarker des Alterns auch funktionelle sowie Fähigkeits- bzw. Verhaltensparameter in das Diagnostikspektrum einbezogen. Dazu gehören etwa Fragen nach körperlichen, psychoemotionalen und sozialen Befindlichkeiten. Wie genau oder real ein solches System das Altern erfasst, hängt von der Auswahl der Marker, ihrer Validität, ihrer mathematischen Verknüpfung sowie Gewichtung und davon ab, inwieweit die wichtigen Alternsfaktoren durch sie abgedeckt werden.

2.2.4.1 Vitalitätsdiagnostik nach Pöthig

Ein bekanntes Vorgehen findet sich bei der Bestimmung der Vitalität nach Pöthig.

Sie berücksichtigt bei der Beschreibung des biologischen Alters den individuellen Verlauf unter Einbeziehung mehrerer Marker nach Regressionsanalyse in ein multifaktorielles Messsystem, der sogenannten Testbatterie (Martin 2000, S. 3; Pöthig et al. 2011, S. 202). Hierbei betrachtet sie den Menschen ganzheitlich.

Auf der Ebene der Funktionssysteme untersucht sie dabei physische und psychische Funktionen als Biomarker. Aufzuführen sind beispielsweise Blutdruck, Muskelspannung, Aktivzell-/Fettmasse sowie Gesundheitsprobleme nach ICD.

Das Individuum ist mit verschiedenen Anforderungen konfrontiert, an die es sich anpassen muss (Pöthig et al. 2011, S. 200). Wie gut dem Individuum diese Regulationsprozesse gelingen, kann mit dem aktuellen Funktionsstatus diagnostiziert werden. Überforderungen des Organismus, die über einen längeren Zeitraum gehen, können sich erst später als Fähigkeits-, Funktions- und Befindensstörungen zeigen (Meißner-Pöthig 1999, S. 17–18; Pöthig et al. 2011, S. 200–201).

Als neuer Schwerpunkt zieht Pöthig die zum Individuum gehörenden biopsychosozialen Aktivitäten und Leistungsfähigkeiten (Verhalten) heran. Der Mensch steht im unmittelbaren Austausch mit seiner Umwelt, sowohl im Setting „Freizeit“ als auch im Setting „Arbeit“ und den dortigen Anforderungen. Je nach verfügbaren Bewältigungsstrategien können diese negativ im Sinne einer Vitalitätsabnahme, als auch positiv im Sinne einer Entwicklung sein. Der neue Fokus auf die Umweltbeeinflussung, insbesondere der Arbeit, wird im *Biotality-Index* übernommen und verstärkt abgefragt. Pöthigs Testbatterie umfasst 47 Vitalitäts- bzw. Altersindikatoren. Das Ergebnis der multifaktoriellen Testbatterie nach Pöthig ist ein Vitalitätsprofil, das einen wichtigen Ausschnitt des biopsychosozialen Status bzw. biofunktionalen Status eines Menschen darstellt. Die Auswertung erfolgt über eine geschlechts- und altersspezifische Anpassung der Einzelergebnisse. Die Referenzwerte wurden an einer statistisch repräsentativen Stichprobe erhoben. Ein definierter Berechnungsalgorithmus erfasst einen integrativen Summenwert, wodurch das biofunktionale Alter ermittelt werden kann. Das Modell ist testmethodisch überprüft (Objektivität 0,96; Reliabilität 0,93; Validität für das Alter 0,76). Es basiert auf einem definierten Diagnostikmodell (Prämissen, Methodik, Referenzpopulation) (Stute und Pöthig 2016, S. 283). Das Vitalitätsprofil zeigt eine für das Lebensalter typische, phänomenologische Ausprägung, dadurch kann ein Individuum mit seiner chronologischen Bezugsgruppe verglichen und daraufhin sein biologisches Alter bestimmt werden (Stute und Pöthig 2016, S. 279; Martin 2000, S. 3; Pöthig et al. 2011, S. 198–199).Wenn jede Funktionsmessung einer Person der altersadjustierten Norm entspricht, wird von einer optimalen eins-zu-eins- Korrelation zwischen biologischen und chronologischen Alter ausgegangen. Differenzieren die Werte in einer positiven oder negativen Richtung, bedeutet das, dass das biologische Alter älter oder jünger ist als die Norm für dieses chronologische Alter. Mit einer erneuten Messung können Vergleiche zu dem individuellen Gesundheitsstatus erfolgen. Zusätzlich lässt sich dadurch sagen, welche Maßnahmen sich als Vorsorge eignen (Dean und Morgan 1988, S. 201).

Neben der Vitalitätsdiagnostik nach Pöthig gibt es noch weitere multifaktoriellen Verfahren zur Bestimmung des biologischen Alters, wie die Leipziger Testbatterie (Martin 2000, S. 4).

Zusammenfassend kann festgehalten werden, dass eine Vielzahl an Methoden besteht, die funktionelle, morphologische, mechanische, chemische oder andere Eigenschaften erfassen und das biologische Alter abschätzen lassen. Diese Verfahren sind sowohl invasiv (z. B. Blutbestimmung von Parametern wie Cholesterin) als auch nicht-invasiv.

2.2.4.2 Fragebogen nach Halle

Neben den oben genannten invasiven und nicht-invasiven Verfahren zur Bestimmung des biologischen Alters gibt es die Möglichkeit, einen Fragebogen zur Einschätzung zu verwenden. Diese bauen auf dem Verständnis auf, dass es Schutz- und Risikoparameter gibt, die Krankheiten entstehen lassen können und somit das biologische Alter beeinflussen. Tests zur Einschätzung des biologischen Alters enthalten unterschiedliche Schwerpunkte bei den Fragenkategorien, wobei Fragen zum Lebensstil über die Parameter Bewegungsverhalten, Übergewicht, Stress, Rauchen, Alkohol und Fehlernährung in den meisten Tests verwendet werden. Durch die Selbsteinschätzung des Individuums können mit Hilfe der Fragebogen nach Oswald (2000) die subjektiv erlebten Veränderungen unabhängig vom jeweiligen Leistungsstatus abgeschätzt werden. Diese subjektiv erlebten Veränderungen sind oftmals bessere Indikatoren für die Gesundheit als die Betrachtung rein körperlicher Veränderungen. Zudem haben die Fragebogen den Vorteil, dass sie schnell und einfach durchgeführt werden können.

Fragebogen zur Bestimmung des biologischen Alters finden sich sowohl in Magazinen, als auch im Internet. Bei Absolvierung der Tests können Diskrepanzen von einigen Jahren auftreten. Dies unterstreicht, dass das Ziel dieser Tests lediglich einen Orientierungswert

2

bieten soll. Der wissenschaftlich fundierte Fragebogen von Halle sieht daher zunächst davon ab, einen Zahlenwert für das biologische Alter als Ergebnis zu verfassen. Er entwickelte einen Fragebogen, der Abweichungen vom chronologischen Alter abschätzt. In einem weiteren Schritt kann durch ein Punktesystem das biologische Alter weiter bestimmt werden. Werden insgesamt mehr Minuspunkte gesammelt, spricht dies für ein deutlich jüngeres biologisches Alter. Aufbauend auf seiner Theorie der Gefäßalterung überprüft er in seinem Test acht Alterungsfaktoren des Endothels, die zum großen Teil durch den Lebensstil beeinflussbar sind. Diese sind Stress, Fehlernährung, Rauchen, erhöhte Blutfette, Diabetes, Bluthochdruck, Übergewicht sowie Inaktivität (Halle 2016, S. 54–55). Sind diese Risikofaktoren beim Individuum vorhanden, steigt das Risiko für kardiovaskuläre Erkrankungen an, die das biologische Alter beeinflussen.

Halle bezieht sich bei der Auswahl und Auswertung der Fragen auf große prospektive Studien, die ihren Schwerpunkt auf die Risikofaktoren für Herz- und Gefäßerkrankungen setzen. Eine der Studien ist die PROCAM-Studie („Prospective Cardiovascular Münster Study"). Sie beobachtete die Unterschiede beim Auftreten bestimmter Risikofaktoren zwischen der Personengruppe, die innerhalb von zehn Jahren einen Herzinfarkt bzw. Schlaganfall erlitten haben oder daran gestorben sind, und der Personengruppe ohne derartige Ereignisse. Im Vergleich dieser beiden Gruppen wurden neun Risikofaktoren für einen Herzinfarkt identifiziert. Sie beeinflussen das Herzinfarktrisiko unabhängig voneinander und unterschiedlich stark gewichtet. Der wichtigste Risikofaktor ist neben dem Geschlecht das Lebensalter, gefolgt von LDL-Cholesterin, Raucherstatus, HDL-Cholesterin, systolischer Blutdruck, frühzeitigen Herzinfarkten in der Familie, Diabetes mellitus und Triglyceride. Unter Berücksichtigung dieser Risikofaktoren wurden mehrere Algorithmen erstellt. Diese mathematischen Formeln ermöglichen, das so genannte Globalrisiko einer Person abzuschätzen, einen Herzinfarkt oder plötzlichen Tod durch koronare Herzkrankheit innerhalb der nächsten zehn Jahre zu erleiden. Es wurden verschiedene Tests, wie der PROCAM-Schnelltest, und Punktsysteme zu Abschätzung des Herzinfarktrisikos entwickelt (Assmann et al. 2002).

Ähnliche Ergebnisse liefert auch die INTERHEART-Studie, die Halle ebenfalls heranzieht. Demnach lässt sich ein Herzinfarkt mit neun Faktoren zu 90 % vorhersagen, und zwar weltweit, unabhängig von Geschlecht, Alter und ethnischer Zugehörigkeit. Von den neun geprüften Parametern führten Rauchen, Diabetes, hoher Blutdruck, Stammfettsucht, erhöhte Blutfette und psychosoziale Faktoren jeweils zu mehr als einer Verdoppelung des Herzinfarktrisikos. Dieses war dagegen gesenkt, wenn die Untersuchten täglich Obst und Gemüse verzehrten, sich regelmäßig bewegten und nur moderat Alkohol konsumierten. 2/3 des Risikos fallen auf das Rauchen und erhöhte Blutfette, mit einem linearen Anstieg zurück. Auf der anderen Seite kann der Verzicht auf das Rauchen, der regelmäßige Verzehr von Obst und Gemüse zusammen mit körperlicher Aktivität das Risiko für einen Herzinfarkt auf 1/4 reduzieren (Yusuf et al. 2004).

2.3 Situation im Unternehmen

Für ein Unternehmen liegt der Schlüssel zu Produktivität und Erfolg im Engagement, in der Gesundheit und in der Funktionsfähigkeit der Beschäftigten (Merrill et al. 2012).

Daneben spielen nach Ilmarinen Kompetenz, Werte und Arbeit für die Erbringung von guter Arbeitsfähigkeit im Sinne einer hohen Qualität und Freude eine Rolle (Ilmarinen und Tempel 2002) (siehe ◻ Abb. 2.5).

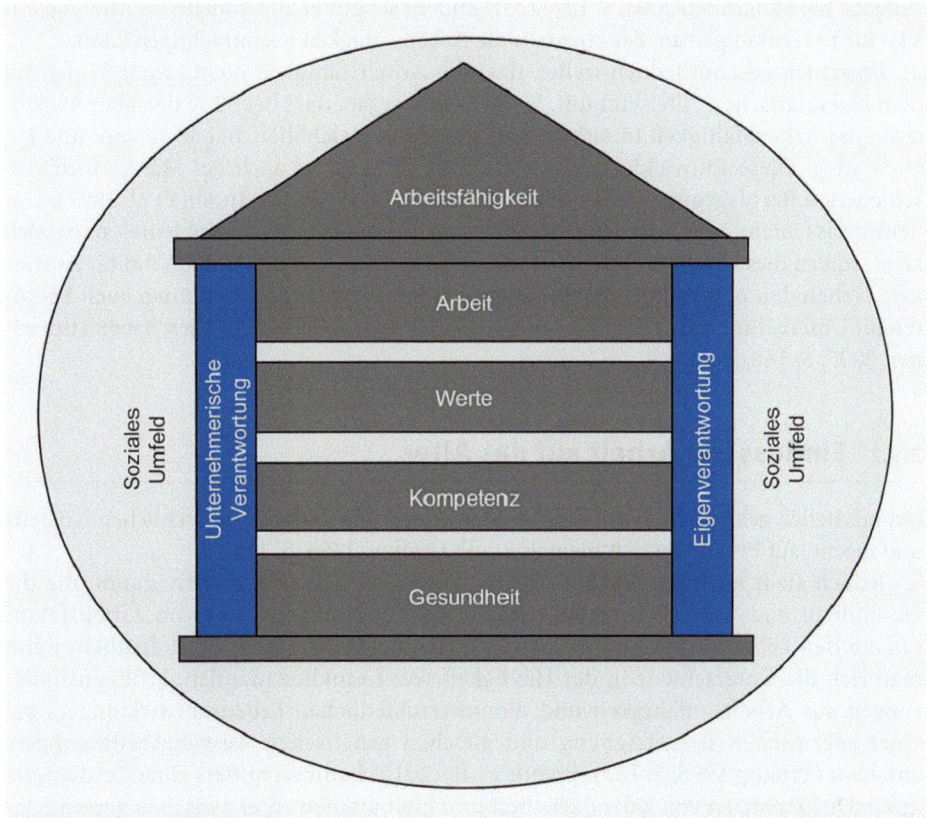

▣ Abb. 2.5   Haus der Arbeitsfähigkeit (nach Ilmarinen und Tempel 2002). Angepasste, eigene Darstellung

Die Entwicklungen in der Weltwirtschaft, wie der Wandel vom produzierenden Sektor zum Dienstleistungssektor mit wissensbasierter Tätigkeit und die demografische Entwicklung, bedürfen heute einer besonderen Fokussierung auf den Mitarbeiter.

Wurde früher der Mitarbeiter als ein in vielen Fällen beliebig ersetzbarer Produktionsfaktor angesehen, so wird er heutzutage zunehmend zu einem Engpassfaktor (Kohstall 2006, S. 6–7). Durch die demografische Entwicklung kommt es zur Alterung des Erwerbspersonenpotenzials (Gallenberger 2006, S. 85). Anhand von Modellrechnungen muss davon ausgegangen werden, dass der Durchschnitt derer, die für eine Erwerbstätigkeit zur Verfügung stehen, in den nächsten Jahren zunehmend altern wird.

2.3.1 Einfluss des Alters auf die Arbeitsfähigkeit

Die physiologische Alterung implementiert, wie oben aufgeführt, einen Wandel der Funktionsfähigkeit, die auch die Arbeitsfähigkeit beeinflussen kann.

Nach Ilmarinen bedeutet eine physiogische Abnahme der Funktionskapazität von 1 % pro Jahr beispielsweise, dass für eine 60 Jahre alte Person die körperliche Beanspruchung einer Tätigkeit im Durchschnitt um 20 % höher ist als für einen 40-Jährigen, der die selbe

2

Aufgabe hat (Ilmarinen 2005, S. 127, 133). Zudem steigt mit zunehmendem Alter das Risiko für Erkrankungen an, das ebenfalls die Arbeitsfähigkeit beeinträchtigen kann.

Ilmarinen erkennt jedoch weiter, dass die Arbeitsfähigkeit nicht zwangsläufig mit dem kalendarischen Alter einbüßt. Seine Studie ergab, dass bei 60 % der über 45-Jährigen die Arbeitsfähigkeit innerhalb von elf Jahren gleichblieb, bei 30 % sank und bei 10 % stieg. Diese Entwicklung war sowohl bei Frauen als auch bei Männern in verschiedenen Berufsgruppen erkennbar (Ilmarinen 2005, S. 134; Tuomi et al. 1997). Das heißt, dass nicht jede Alterung der Belegschaft automatisch „Probleme" nach sich zieht, sofern diese biologisch jung ist. Umso wichtiger ist es daher, die Vitalität zu stärken. Neben den oben aufgeführten Risikofaktoren im Lebensstil, können auch Faktoren im Unternehmen einen Einfluss auf die Vitalität und Arbeitsfähigkeit haben (Ilmarinen 2005, S. 148).

2.3.2 Einfluss der Arbeit auf das Alter

Grundsätzlich gehört die Arbeit für den Menschen zur Erhalt der menschlichen Existenz und macht laut Prokop an sich niemals krank (Prokop 1996, S. 125).

Jedoch stellt auch das Setting Arbeit Anforderungen an das Individuum, die die Gesundheit und Vitalität beeinflussen können. Die Einflussnahme von Arbeitsfaktoren auf den Lebensablauf und dadurch auf das biologische Alter wird deutlich, wenn man sich die Unterschiede in der Häufigkeit von Krankheitsständen, Frühpensionierungen aus Arbeitsunfähigkeit und die unterschiedlichen Lebensentwicklungen, bei einer spezifischen Berufseignung und gleichen genetischen Ausgangsbedingungen, anschaut (Prokop 1996, S. 123). Freude et al. (2010) konnten mittels einer Testbatterie große Diskrepanzen von kalendarischen und biologischen Alter zwischen verschiedenen Berufsgruppen feststellen. Die größten Unterschiede wurden bei Managern (neun Jahre) und Lehrerinnen (fünf Jahre) gemessen. Damit waren Manager am häufigsten biologisch jünger als ihr kalendarisches Alter. Zusätzlich hatten sie die wenigsten Krankheitsfehltage und die wenigsten gesundheitlichen Risikofaktoren wie Übergewicht oder Rauchen. Bei Lehrern, Krankenpflegelehrern und Büroarbeitern wurden keine signifikanten Diskrepanzen gefunden. Freude et al. (2010) konnten daher zeigen, dass nicht nur Gesundheitsfaktoren, sondern auch arbeitsspezifische Faktoren mit Vitalität und dem biologischen Altern von Arbeitnehmern zusammenhängen. Sie nehmen an, dass Messgrößen, die die Gesundheit fördern (gesunde Ernährung und körperliche Bewegung) und auch die Arbeitsbedingungen verbessern (wie z. B. Arbeitszufriedenheit, soziale Unterstützung und Stressprävention) einen positiven Effekt auf den Alterungsprozess haben (Freude et al. 2010, S. 21, 23). In einer Studie aus Finnland konnte der Zusammenhang zwischen beschleunigter biologischer Alterung und arbeitsbedingter Überbeanspruchung erwiesen werden. Bei Probanden mit starker arbeitsinduzierter Überbeanspruchung wurden im Vergleich zu Probanden ohne, oder mit nur mäßiggradiger Überbeanspruchung, signifikant verkürzte Telomere nachgewiesen (Ahola et al. 2012).

Diese Erkenntnisse verdeutlichen die große Einflussnahme der Arbeit mit seinen Anforderungen an den Mitarbeiter auf das biologische Alter. Im weiteren Verlauf werden Belastungsfaktoren näher betrachtet und im *Biotality-Index* berücksichtigt. Seine Anwendung findet im Rahmen des BGMs statt, das daraufhin Maßnahmen zur Vitalitätsverbesserung realisieren kann.

2.3.3 Das betriebliche Gesundheitsmanagement

Das BGM besteht aus drei Säulen. Der betrieblichen Gesundheitsförderung (BGF), dem Arbeitsschutz und dem betrieblichen Eingliederungsmanagement (INQA 2014, S. 66).

2.3.3.1 Ziele des betrieblichen Gesundheitsmanagements

Die Aufgabe des BGMs ist unteranderem die Steuerung der BGF. Ziel der BGF im Sinne der Luxemburger Deklaration ist die Förderung von Leistungsfähigkeit und Leistungsmotivation mit passgenauen, betrieblichen Maßnahmen, die über den gesetzlichen Arbeits- und Gesundheitsschutz hinausgehen (ENWHP 2014). Das Unternehmen kann dadurch die Herausforderungen durch den strukturellen Wandel in der Wirtschaft bewältigen (Crößmann und Schüller 2015, S. 11). Durch das Aufdecken von Schwachstellen und mit Maßnahmen, die hierbei entgegenwirken, können betriebliche Störungen vermieden werden und der Mitarbeiter kann bis zur Rente fit und vital erhalten werden (Kohstall 2006, S. 12). Zielgruppenspezifisches BGM beinhaltet die vier Kernprozesse: Analyse, Planung, Intervention und Evaluation, die einen Kreislauf ähnlich eines Qualitätszirkels bilden.

Der Ist-Zustand der Gesundheitsrisiken und Gesundheitschancen wird über die Gesundheitsanalyse erhoben. Sie umschließt alle Maßnahmen zur Erfassung der Gesundheitsrisiken (Belastungen, Stressfaktoren) und Gesundheitschancen (Ressourcen, Bewältigungsmöglichkeiten) am Arbeitsplatz, zusätzlich der Messung des gesundheitlichen Zustands der Mitarbeiter.

Der empirisch festgestellte Bedarf sorgt für eine solide Legitimation von Maßnahmen. Gesundheitsförderliche Aktivitäten sollen sich an die Beschäftigten wenden, bei denen man das höchste Risikopotenzial und eine geringe Selbsthilfefähigkeit identifizieren konnte. Die Maßnahmen sind meist im primärpräventiven Bereich in den Themenfeldern Ernährung, Bewegung, Stress und Sucht angesiedelt (SGB 20.12.1988, § 20).

Nach erfolgter Intervention wird durch die Evaluation überprüft, ob die Zielsetzung erreicht wurde (Hirtenlehner 2008, S. 185; Kohstall 2006, S. 23). Der *Biotality-Index* setzt bei der Analyse des Ist-Zustandes an, indem er arbeitsplatzbezogene Risikofaktoren abfragt.

Es existieren wissenschaftliche Befunde, die auf einen ökonomischen Nutzwert des BGMs hindeuten. Chapman erkannte in seiner Meta-Analyse eine durchschnittliche Reduktion der Kosten durch Krankheit und krankheitsbedingte Fehlzeiten um 25 % durch entsprechende Fördermaßnahmen. Der hieraus resultierende Kosten-Nutzen-Effekt lässt sich anhand des sogenannten „Return on Investment" (ROI) abbilden.

Dabei verdeutlicht der ROI, wie viele Einheiten pro investierten Dollar an ein in BGM investierendes Unternehmen zurückfließen. Nach Chapman liegt der voraussichtliche ROI bezogen auf die Reduzierung der Krankheitskosten bei 3,27 Dollar und bei der Reduzierung der krankheitsbedingten Fehltage bei 2,73 Dollar pro investiertem Dollar (Chapman 2012). Neben den Fehltagen lassen sich aber auch noch diverse indirekte Kosten reduzieren oder Vorteile aus dem BGM ableiten. Beispiele hierfür sind geringere Kosten bei der Neuverteilung von Arbeit wegen des Krankenstandes oder beim Verpflichten von Ersatzpersonal. Zudem kann die Attraktivität als Arbeitgeber (Employer Branding) steigen (Vaupel 2014, S. 16–17, 19).

2.3.3.2 Bisherige Gesundheitsanalysen im Unternehmen

Messgrößen zur Aufrechterhaltung und Förderung von Gesundheit und Arbeitsfähigkeit von Arbeitern sind von zunehmender Bedeutung für die Arbeitssicherheit und das BGM (Freude et al. 2010, S. 21).

2

Instrumentelle Gesundheitsanalysen

Einige Unternehmen bieten individuelle Gesundheitsanalysen für die Mitarbeiter an. Diese umfassen, ähnlich wie eine Testbatterie, invasive und technische Untersuchungen und werden als Check-ups zur Überprüfung der Gesundheit und Vitalität im Unternehmen eingesetzt. Frank (2001) zweifelt jedoch, ob diese zur Stärkung der Gesundheit oder zur Vermeidung von Krankheiten beitragen. *„Viele der gängigen, jährlich durchgeführten Vorsorgeuntersuchungen, so zeigen verschiedene Studien, verlängern die Lebenserwartung statistisch gesehen nicht."* (Frank 2001, S. 135).

Frank führt weiter auf, dass es bei einem Check-up weniger auf die technische Ausstattung ankommt, sondern vielmehr auf die Beratungsqualität der betreuenden Ärzte (Frank 2001, S. 137). Statt auf High-tech-Diagnosen zu setzen, sollten Interessierte nach Empfehlungen von Experten auf eine persönliche Betreuung und intensive Beratung zur Lebensführung achten (Decker und Decker 2015, S. 96). Gerade für ältere Mitarbeiter haben medizinische Ratschläge und eine Verbesserung des Gesundheitsverhaltens eine große Auswirkung auf den Gesundheitsstatus (Pitt-Catsouphes et al. 2015). Auch der *Biotality-Index* zielt daher darauf ab, als Beratungsgrundlage für die Lebensführung des Mitarbeiters herangezogen zu werden.

Nicht- instrumentelle Gesundheitsanalyse

Neben den instrumentellen Gesundheits-Check-ups existiert im BGM auch eine Vielzahl an nicht-instrumentellen Gesundheitsanalysen. Diese können Mitarbeiterbefragungen sein oder Fragebogen zur Einschätzung des individuellen Gesundheitssituation sowie zur Gefährdungsbeurteilung.

Mitarbeiterbefragungen

Mitarbeiterbefragungen können für das Unternehmen neue Erkenntnisse und wertvolle Impulse liefern, welche Aspekte besondere Beachtung finden sollen. Beschäftigte erleben die Arbeitsorganisation und -umgebung sowie das Führungsverhalten im Unternehmen tagtäglich und können ihre Arbeit und somit gesundheitsbeeinflussende Größen am besten beurteilen. Durch die Einbeziehung der Mitarbeiter kann sichergestellt werden, dass spätere Veränderungen von der Belegschaft mitgetragen werden. Je nach Fragestellung und Zielsetzung können die Anzahl der befragten Beschäftigten, der Umfang des verwendeten Fragebogens, die technischen Umsetzung und die Auswertung variieren.

Fragebogen zur individuellen Gesundheitssituation

Viele Unternehmen greifen bei der Gesundheitsanalyse auf externe Dienstleister zurück. Diese bieten Unternehmen Fragebogen, meist online, zur Einschätzung der individuellen Gesundheitssituation an. Diese Fragebogen beinhalten meist Fragen zu den Themen Fitness, Ernährung und Stressmanagement. Sie sind kostenpflichtig und sehr umfangreich. Im Rahmen eines Gesundheitsprogramms, das ebenfalls meist online angeboten wird, können dann passgenaue Gesundheitsmaßnahmen angeleitet werden. Ein Beispiel ist das Programm „moove" der Firma „vitaliberty". Zusätzlich kann im Rahmen der Analyse ein Gesundheitsbericht für das Unternehmen über die Lage der Belegschaft Auskunft geben. Daher verknüpft diese Form das betriebliche und persönliche Gesundheitsmanagement.

Fragebogen zur Gefährdungsbeurteilung

Im Bereich der Arbeitsmedizin finden sich Fragebogen zu arbeitsmedizinischen Vorsorgeuntersuchungen. Diese beruhen auf gesetzlichen Grundlagen und EU-Richtlinien. Sie erfassen z. B. Gefährdungen durch physikalische Belastungen, Lärm, Bildschirmarbeitsplätzen und Nachtarbeit (Kohstall 2006, S. 32).

Seit Oktober 2013 besteht indes die ausdrückliche Pflicht im Arbeitsschutzgesetz nach § 5 für alle Arbeitgeber in Deutschland, auch die Gefährdung durch psychische Belastungen bei der Arbeit zu beurteilen. Hierfür wird dem Unternehmen jedoch kein einheitlicher Fragebogen vorgeschrieben (ArbSchG 31.08.2015). Dieses kann unter derzeit 93 Frageinstrumenten, die in einer Toolbox der Bundesanstalt für Arbeitsschutz aufgeführt werden, auswählen (BAuA 2016; Richter 2010b). Unterschiede gibt es in der Auswahl und Gewichtung der enthaltenen Analysedimensionen. So können einerseits ungünstige Merkmalsausprägungen der Arbeit, wie z. B. Zeitdruck oder Informationsdefizite, und andererseits positive Arbeitsmerkmale, wie soziale Unterstützung, Mitsprachemöglichkeiten, Vertrauen zu den Vorgesetzten und Kollegen, erfasst und bewertet werden.

Die Fragebogen zur psychischen Gefährdung setzten daher ihren Fokus der Untersuchung unterschiedlich. Zum einen auf die objektiven, von außen im Arbeitssystem auf die Beschäftigten wirkenden psychischen Belastungen oder auf die dadurch bei den Betroffenen hervorgerufenen inneren psychischen Beanspruchungen. Die erste Betrachtungsweise geht eher den objektiven Ursachen und die zweite mehr den subjektiven Auswirkungen negativer psychischer Belastungen (Stress, psychische Ermüdung und ermüdungsähnliche Zustände) nach (Oppolzer 2009). Des Weiteren gibt es Unterschiede in der Differenziertheit und Qualität der Messung (Hirtenlehner 2008, S. 186–187).

Ein häufig verwendeter Fragebogen zur Gefährdungsbeurteilung psychischer Belastungen ist der der Kurzfragebogen zur Arbeitsanalyse (KFZA) (Prümper et al. 1995). Dieses wissenschaftlich überprüfte Instrument ist mit 26 Fragen vergleichsweise kurz. Er erfasst folgende elf Arbeits- und Organisationsmerkmale: Vielseitigkeit, Ganzheitlichkeit, Handlungsspielraum, soziale Rückendeckung, Zusammenarbeit, Qualitative Arbeitsbelastungen, Quantitative Arbeitsbelastungen, Arbeitsunterbrechungen, Umgebungsbelastungen, Information und Mitsprache sowie betriebliche Leistungen.

Diese werden zu vier Dimensionen zusammengefasst: Arbeitsinhalt, Ressourcen, Stressoren und Organisationsklima. Dem Mitarbeiter steht bei der Beantwortung des KFZAs eine fünfstufige Antwortskalierung zur Verfügung.

Weitere Vorteile sind die große Einsatzmöglichkeit in vielen Branchen und die lizenzkostenfreie Nutzung. Daneben eignet er sich, um Vergleichswerte (Benchmarking) durchzuführen.

Dieses bewährte Verfahren liefert im *Biotality-Index* einen positiven Beitrag, indem die arbeitsplatzbezogenen Fragen Anlehnung an den KFZA finden.

Literatur

Ahola, K., Siren, I., Kivimäki, M., Ripatti, S., Aromaa, A., Lönnqvist, J., et al. (2012). Work-related exhaustion and telomere length. A population-based study. *PLoS One, 7*(7), e40186. https://doi.org/10.1371/journal.pone.0040186.

Assmann, G., Cullen, P., & Schulte, H. (2002). Simple scoring scheme for calculating the risk of acute coronary events based on the 10-year follow-up of the Prospective Cardiovascular Munster (PROCAM) study. *Circulation, 105*(3), 310–315. https://doi.org/10.1161/hc0302.102575.

2

Aubert, G., & Lansdorp, P. M. (2008). Telomeres and aging. *Physiological Reviews, 88*(2), 557–579. https://doi.org/10.1152/physrev.00026.2007.

Baker, G. T., & Sprott, R. L. (1988). Biomarkers of aging. *Experimental Gerontology, 23*(4–5), 223–239. Zugegriffen am 07.11.2016.

BAuA. (2016). *Toolbox: Instrumente zur Erfassung psychischer Belastungen. Version 1.3. Handbuch.* http://www.netzwerk-gesundearbeit.eah-jena.de/wp-content/uploads/sites/13/2017/03/toolbox-instrumente-zur-erfassung-psychischer-belastungen.pdf. Zugegriffen am 31.05.2018.

Blackburn, E. H., & Greider, C. W. (1985). Identification of a specific telomere terminal transferase activity in tetrahymena extracts. *Cell*, (1), 405–413. http://www.cell.com/cell/pdf/0092-8674(85)90170-9.pdf?_returnURL=http%3A%2F%2Flinkinghub.elsevier.com%2Fretrieve%2Fpii%2F0092867485901709%3Fshowall%3Dtrue. Zugegriffen am 29.07.2017.

Blackburn, E. H., Epel, E., & Schmidt, T. (2017). *Die Entschlüsselung des Alterns. Der Telomer-Effekt* (Deutsche Erstausgabe, 1. Aufl.). München: Mosaik.

Bürger, M. (1960). *Altern und Krankheit als Problem der Biomorphose* (4., wesentlich erw. Aufl.). Leipzig: VEB Thieme.

Chapman, L. S. (2012). Meta-evaluation of worksite health promotion economic return studies: 2012 update. *American Journal of Health Promotion: AJHP, 26*(4), TAHP1–TAHP12. https://doi.org/10.4278/ajhp.26.4.tahp.

Codd, V., Nelson, C. P., Albrecht, E., Mangino, M., Deelen, J., Buxton, J. L., et al. (2013). Identification of seven loci affecting mean telomere length and their association with disease. *Nature Genetics, 45*(4), 422–7, 427e1–2. https://doi.org/10.1038/ng.2528.

Crößmann, A., & Schüller, F. (2015). Der Beschäftigtenmarkt in Deutschland: Zahlen, Daten, Fakten. In B. Badura, A. Ducki & H. Schröder (Hrsg.), *Neue Wege für mehr Gesundheit – Qualitätsstandards für ein zielgruppenspezifisches Gesundheitsmanagement. Zahlen, Daten, Analysen aus allen Branchen der Wirtschaft* (S. 11–20). Berlin: Springer. (Fehlzeiten-Report, 2015).

Dean, W. (1988). *The biological aging measurement – Clinical applications.* Pensacola: Center for Bio-Gerontology.

Dean, W., & Morgan, R. F. (1988). In defense of the concept of biological aging measurement – current status. *Archives of Gerontology and Geriatrics, 7*(3), 191–210. https://doi.org/10.1016/0167-4943(88)90002-7.

Decker, F., & Decker, A. (2015). *Gesundheit im Betrieb. Vitale Mitarbeiter – leistungsstarke Organisationen* (2. Aufl.). Wiesbaden: Springer Fachmedien. (Edition Rosenberger). https://doi.org/10.1007/978-3-658-07355-8. Nachdruck 2015.

Despeghel, M. (2016). *So senken Sie Ihr biologisches Alter. Das wissenschaftlich fundierte Programm, mit dem Sie jünger werden, als Sie eigentlich sind* (1. Aufl.). s.l.: riva. http://gbv.eblib.com/patron/FullRecord.aspx?p=4514803.

Ehrlenbach, S., Willeit, P., Kiechl, S., Willeit, J., Reindl, M., Schanda, K., Kronenberg, F., & Brandstätter, A. (2009). Influences on the reduction of relative telomere length over 10 years in the population-based Bruneck study: Introduction of a well-controlled high-throughput assay. *International Journal of Epidemiology, 38*(6), 1725–1734. https://doi.org/10.1093/ije/dyp273.

Elks, C. E., & Scott, R. A. (2014). The long and short of telomere length and diabetes. *Diabetes, 63*(1), 65–67. https://doi.org/10.2337/db13-1469.

ENWHP. (2014). *Luxemburger Deklaration.* http://www.bkk-dachverband.de/fileadmin/publikationen/luxemburger_deklaration/Luxemburger_Deklaration.pdf. Zugegriffen am 29.07.2017.

Epel, E. S., Merkin, S. S., Cawthon, R., Blackburn, E. H., Adler, N. E., Pletcher, M. J., & Seeman, T. E. (2008). The rate of leukocyte telomere shortening predicts mortality from cardiovascular disease in elderly men. *Aging, 1*(1), 81–88. https://doi.org/10.18632/aging.100007.

Fitzpatrick, A. L., Kronmal, R. A., Gardner, J. P., Psaty, B. M., Jenny, N. S., Tracy, R. P., et al. (2007). Leukocyte telomere length and cardiovascular disease in the cardiovascular health study. *American Journal of Epidemiology, 165*(1), 14–21. https://doi.org/10.1093/aje/kwj346.

Flachsbart, F., Caliebe, A., Kleindorp, R., Blanché, H., von Eller-Eberstein, H., Nikolaus, S., et al. (2009). Association of FOXO3A variation with human longevity confirmed in German centenarians. *Proceedings of the National Academy of Sciences of the United States of America, 106*(8), 2700–2705. https://doi.org/10.1073/pnas.0809594106.

FOCUS Magazin. (2005). Vergessen Sie Ihr Geburtstdatum! In *FOCUS Magazin* 2005, 28.11.2005 (48).

Francheschi, C., Bonaf, M., Valensin, S., Olivieri, F., Ottavian, E., & de Benedicits, G. (2000). Inflammaging. An evolutionary perspective on immunosenescence. *Annals of the New York Academy of Sciences, 908*(1), 244–254. https://doi.org/10.1111/j.1749-6632.2000.tb06651.x.

Frank, G. (2001). *Gesundheitscheck für Führungskräfte. Ihr persönlicher Weg zu mehr Leistungsfähigkeit jenseits aller Moden.* Frankfurt am Main: Campus.

Freude, G., Jakob, O., Martus, P., Rose, U., & Seibt, R. (2010). Predictors of the discrepancy between calendar and biological age. *Occupational Medicine (Oxford, England), 60*(1), 21–28. https://doi.org/10.1093/occmed/kqp113.

Gallenberger, W. (2006). Alternde Belegschaft und betriebliches Gesundheitsmanagement. In T. Kohstall (Hrsg.), *Gesundheit im Total Management. Gesundheitsschutz im Betrieb effektiv steuern* (S. 85–97). Wiesbaden: Universum (PraxisReihe Arbeit – Gesundheit – Umwelt).

Grune, T. (2005). Mechanismen des zellulären Alterns. In G. H. Jacobi, H. K. Biesalski, U. Gola, J. Huber & F. Sommer (Hrsg.), *Kursbuch Anti-Aging* (1. Aufl., S. 21–26). Stuttgart: Thieme.

Halle, M. (2016). *Jung bleiben mit gesunden Gefäßen. So drehen Sie Ihre biologische Uhr zurück.* München: Goldmann (Goldmann, 17585).

Hirtenlehner, H. (2008). Betriebliche Gesundheitsanalyse: eine validierung des SALSA-Fragebogens für Österreich. In I. Spicker (Hrsg.), *Gesundheitsförderung stärken. Kritische Aspekte und Lösungsansätze* (S. 183–202). Wien: Facultas.WUV.

Hollingsworth, J. W. (1994). The Hiroshima studies of physiological age: A historical note. In A. K. Balin (Hrsg.), *Practical handbook of human biologic age determination* (S. 15–20). Boca Raton: CRC Press.

Hornsby, P. J. (2006). Short telomeres: Cause or consequence of aging? *Aging Cell, 5*(6), 577–578. https://doi.org/10.1111/j.1474-9726.2006.00249.x.

Ilmarinen, J. (2005). *Towards a longer worklife! Ageing and the quality of worklife in the European Union.* Helsinki: Finnish Institute of Occupational Health.

Ilmarinen, J., & Tempel, J. (2002). *Arbeitsfähigkeit 2010. Was können wir tun, damit Sie gesund bleiben?* Hamburg: VSA.

INQA. (2014). *Gesunde Mitarbeiter – gesundes Unternehmen. Eine Handlungshilfe für das Betriebliche Gesundheitsmanagement.* Paderborn: Bonifatius.

Jacobi, G. H. (2005). Anti-Aging: Sinnbild, Sehnsucht, Wirklichkeit. In G. H. Jacobi, H. K. Biesalski, U. Gola, J. Huber & F. Sommer (Hrsg.), *Kursbuch Anti-Aging* (1. Aufl., S. 2–13). Stuttgart: Thieme.

Johnson, T. E. (2006). Recent results: Biomarkers of aging. *Experimental Gerontology, 41*(12), 1243–1246. https://doi.org/10.1016/j.exger.2006.09.006.

Kohstall, T. (Hrsg.). (2006). *Gesundheit im Total Management. Gesundheitsschutz im Betrieb effektiv steuern.* Wiesbaden: Universum (PraxisReihe Arbeit – Gesundheit – Umwelt).

Kübler, U. (2015). Inflammaging und das praventive Potenzial von Ernährung und verhaltenstherapeutischen Interventionsansätzen. *Schweizer Zeitschrift für Ernährungsmedizin,* (3), 18–21. https://core.ac.uk/download/pdf/33632649.pdf. Zugegriffen am 30.07.2017.

Lin, J., Epel, E., Cheon, J., Kroenke, C., Sinclair, E., Bigos, M., et al. (2010). Analyses and comparisons of telomerase activity and telomere length in human T and B cells: Insights for epidemiology of telomere maintenance. *Journal of Immunological Methods, 352*(1–2), 71–80. https://doi.org/10.1016/j.jim.2009.09.012.

Lucas, C. L., Zhang, Y., Venida, A., Wang, Y., Hughes, J., McElwee, J., et al. (2014). Heterozygous splice mutation in PIK3R1 causes human immunodeficiency with lymphoproliferation due to dominant activation of PI3K. *The Journal of Experimental Medicine, 211*(13), 2537–2547. https://doi.org/10.1084/jem.20141759.

Martin, H. (2000). Zur Bedeutung von Alternsmarkern. *Zeitschrift für Gerontologie und Geriatrie, 33*(7), 1–7. https://doi.org/10.1007/s003910070001.

Meißner-Pöthig, D. (Hrsg.). (1997). *Vitalität und ärztliche Intervention. Vitalitätsdiagnostik: Grundlagen, Angebote, Konsequenzen.* Stuttgart: Hippokrates.

Meißner-Pöthig, D. (1999). *Anleitung zum Krankwerden oder ist Gesundheit heilbar?* Treuchtlingen: Keller.

Merrill, R. M., Aldana, S. G., Pope, J. E., Anderson, D. R., Coberley, C. R., & Whitmer, R. W. (2012). Presenteeism according to healthy behaviors, physical health, and work environment. *Population Health Management, 15*(5), 293–301. https://doi.org/10.1089/pop.2012.0003.

Niedermüller, H., & Hofecker, G. (2004). Lebensdauer: Genetische Determinierung und lebensverlängernde Strategien. In R. Ganten (Hrsg.), *Molekularmedizinische Grundlagen von alterspezifischen Erkrankungen* (S. 8–66). Stuttgart: Springer.

Oppolzer, A. (2009). In v. BGHW (Hrsg.), *Psychische Belastungen in der Arbeitswelt.* Mannheim. http://www.infoline-gesundheitsfoerderung.de/global/show_document.asp?id=aaaaaaaaaaahwyn. Zugegriffen am 06.07.2017.

Ornish, D., Lin, J., Daubenmier, J., Weidner, G., Epel, E., Kemp, C., et al. (2008). Increased telomerase activity and comprehensive lifestyle changes. A pilot study. *The Lancet Oncology, 9*(11), 1048–1057. https://doi.org/10.1016/S1470-2045(08)70234-1.

2

Oswald, W. (2000). Sind Alter und Altern meßbar? *Zeitschrift für Gerontologie und Geriatrie, 33*(Suppl. 1), 8–14.

Passarino, G., de Rango, F., & Montesanto, A. (2016). Human longevity: Genetics or lifestyle? It takes two to tango. *Immunity & Ageing: I & A, 13*, 12. https://doi.org/10.1186/s12979-016-0066-z.

Pitt-Catsouphes, M., James, J. B., & Matz-Costa, C. (2015). Workplace-based health and wellness programs: The intersection of aging, work, and health. *The Gerontologist, 55*(2), 262–270. https://doi.org/10.1093/geront/gnu114.

Podbregar, N. (2010). In v. scinexx.de (Hrsg.), *Das Geheimnis der Telomere. Altern und die Rolle der Chromosomen-Endkappen.* http://www.scinexx.de/dossier-detail-490-6.html. Zugegriffen am 06.07.2017 (zuletzt aktualisiert am 16.04.2010).

Pöthig, D. (2011). Glossar. Vitalitätskonzept und ICF. *B&G Bewegungstherapie und Gesundheitssport, 27*(02), 54–56. https://doi.org/10.1055/s-0031-1271405.

Pöthig, D., Gerdes, W., Viol, M., Wagner, P., & Simm, A. (2011). Biofunktionale Alter(n)sdiagnostik des Menschen. Potenziale und Grenzen. *Zeitschrift fur Gerontologie und Geriatrie, 44*(3), 198–204. https://doi.org/10.1007/s00391-011-0171-8.

Prather, A. A., Puterman, E., Lin, J., O'Donovan, A., Krauss, J., Tomiyama, A. J., et al. (2011). Shorter leukocyte telomere length in midlife women with poor sleep quality. *Journal of Aging Research*, 721390. https://doi.org/10.4061/2011/721390.

Prokop, L. (1996). *Die Verhütung vorzeitiger Alterserscheinungen*. Vienna: Springer. https://doi.org/10.1007/978-3-7091-7479-1.

Prümper, J., Hartmannsgruber, K., & Frese, M. (1995). KFZA – Kurzfragebogen zur Arbeitsanalyse. *Zeitschrift für Arbeits- und Organisationspsychologie, 39*(3), 125–132. http://people.f3.htw-berlin.de/Professoren/Pruemper/instrumente/KFZA-Skalenkonstruktion.pdf. Zugegriffen am 30.07.2017.

Richter, G. (2010b). *Toolbox Version 1.2. Instrumente zur Erfassung psychischer Belastungen; Forschung Projekt F 1965*. Dortmund/Berlin/Dresden: BAuA.

Rosenberg, K. (2004). Living longer: Information revolution, population expansion, and modern human origins. *Proceedings of the National Academy of Sciences of the United States of America, 101*(30), 10847–10848. https://doi.org/10.1073/pnas.0404198101.

Sahin, E., Colla, S., Liesa, M., Moslehi, J., Müller, F. L., Guo, M., et al. (2011). Telomere dysfunction induces metabolic and mitochondrial compromise. *Nature, 470*(7334), 359–365. https://doi.org/10.1038/nature09787.

Shalev, I., Entringer, S., Wadhwa, P. D., Wolkowitz, O. M., Puterman, E., Lin, J., & Epel, E. S. (2013). Stress and telomere biology: A lifespan perspective. *Psychoneuroendocrinology, 38*(9), 1835–1842. https://doi.org/10.1016/j.psyneuen.2013.03.010.

Sohal, R. S., & Weindruch, R. (1996). Oxidative stress, caloric restriction, and aging. *Science, 273*(5271), 59–63. https://www.ncbi.nlm.nih.gov/pmc/articles/PMC2987625/pdf/nihms-249190.pdf. Zugegriffen am 30.07.2017.

Starkweather, A. R., Alhaeeri, A. A., Montpetit, A., Brumelle, J., Filler, K., Montpetit, M., et al. (2014). An integrative review of factors associated with telomere length and implications for biobehavioral research. *Nursing Research, 63*(1), 36–50. https://doi.org/10.1097/NNR.0000000000000009.

Stute, P., & Pöthig, D. (2016). Diagnostik des (bio-)funktionalen Alterns. *Gynäkologische Endokrinologie, 14*(4), 278–283. https://doi.org/10.1007/s10304-016-0095-x.

Terry, D. F., Nolan, V. G., Andersen, S. L., Perls, T. T., & Cawthon, R. (2008). Association of longer telomeres with better health in centenarians. *Journal of Gerontology, 63*(8), 809–812.

Tuomi, K., Ilmarinen, J., Martikainen, R., Aalto, L., & Klockars, M. (1997). Aging, work, life-style and work ability among Finnish municipal workers in 1981–1992. *Scandinavian Journal of Work, Environment & Health, 23*(1), 58–65.

Vaupel, B. (2014). *Betriebliches Gesundheitsmanagement: Theoretische Grundlagen und Konzepterstellung für ein mittelständisches Industrieunternehmen*. Hamburg: Igel.

Yusuf, S., Hawken, S., Ôunpuu, S., Dans, T., Avezum, A., Lanas, F., et al. (2004). Effect of potentially modifiable risk factors associated with myocardial infarction in 52 countries (the INTERHEART study). Case-control study. *The Lancet, 364*(9438), 937–952. https://doi.org/10.1016/S0140-6736(04)17018-9.

Zhu, H.; Belcher, M.; van der Harst, P. (2011). Healthy aging and disease: Role for telomere biology? *Clinical Science (London, England: 1979), 120*(10), 427–440. https://doi.org/10.1042/CS20100385.

Biotality-Index

© Springer Fachmedien Wiesbaden GmbH, ein Teil von Springer Nature 2019
A. Bartenschlager, V. Nürnberg, *Biotality-Index*, https://doi.org/10.1007/978-3-658-25577-0_3

3

Zusammenfassung

Der *Biotality-Index* setzt sowohl Faktoren im Privatleben als auch im Berufsleben zur Einschätzung des biologischen Alters ein. Letztere fanden in bestehenden Tests nur unzureichende Beachtung. Im Folgenden wird die Auswahl der Faktoren unter Berücksichtigung statischer Überlegungen inklusiver Fragestellungen und Antwortmöglichkeiten dargelegt.

3.1 Ziele des Fragebogens

Die Zielsetzung dieses Fragebogens zur Bestimmung des *Biotality-Index* liegt darin, eine Orientierungsmöglichkeit für Mitarbeiter und Unternehmen bezogen auf deren Vitalität und Leistungsfähigkeit zu geben. Der *Biotality-Index* liefert auf einer breiten wissenschaftlichen Grundlage, wie Alterungstheorien und Alterungsfaktoren, ein umfassendes Bild von der Gesundheits- und Belastungssituation im Privat- und Arbeitsleben. Dadurch kann er Hinweise auf sinnvolle Handlungsansätze liefern, mit denen die Gesundheit und die Beschäftigungsfähigkeit gefördert werden kann.

Neben diesem individuellen Nutzen soll er im Rahmen des BGMs Kennzahlen zum Vitalitätszustand der Mitarbeiter generieren und so den bedarfsgerechten Einsatz von Gestaltungsmaßnahmen legitimieren.

Bei wiederholter Anwendung liefert er eine Überprüfung der Wirksamkeit von durchgeführten Maßnahmen.

Der *Biotality-Index* betrachtet hierbei die folgenden Kernfragen:
- Welche Faktoren im Privatleben beeinflussen die Vitalität und wie stark?
- Welche Faktoren im Berufsleben beeinflussen die Vitalität und wie stark?

Der *Biotality-Index* beinhaltet 40 Fragen verteilt auf 13 Kategorien, um ein möglichst aussagefähiges Bild über den Vitalitätszustand zu erhalten. Die Auswahl der Parameter wird im Folgenden dargelegt.

3.2 Auswahl der Parameter

Wie oben aufgeführt, steuern die Gene, aber zu einem großen Teil auch der Lebensstil, die Alterungsprozesse.

Sowohl im Setting Freizeit als auch im Setting Arbeit wirken verschiedene Belastungsgrößen auf das Individuum ein, die die Gesundheit und Vitalität beeinflussen können.

Ausgehend von den oben genannten Alterungstheorien lässt sich eine Beziehung zwischen Krankheiten und Altern feststellen. Das Alter erhöht dabei die Wahrscheinlichkeit von Krankheitsauftreten, wie Herz-Kreislauf-Erkrankungen, Krebs, Osteoporose oder Demenz (Jacobi 2005, S. 10). Betrachtet man die Prävalenz der ärztlich diagnostizierten Herzinfarkte in den Altersgruppen, erkennt man einen linearen Anstieg. Während die Prävalenz bei den 40–49 Jährigen bei 1,5 % liegt, beträgt die Erkrankungsrate bei den 70–79 Jährigen 10,2 % (Gößwald et al. 2013). Durch die Krankheiten kommt es zu einer Beschleunigung von Alterungsprozessen (Dilmann 1983; Lamb 1977). So sind Menschen mit Bluthochdruck und Diabetes im Allgemeinen biologisch älter als ihr chronologisches Alter (Thompson 1984). Dies zeigt sich auch im Gefäßzustand und der Telomerlänge. Gerontologen, wie Dilmann (1983), erkennen daher die Krankheiten des Alters als erste Symptome des Alterns.

Biomarker sind dabei nützlich, um früh Krankheitsentstehungen aufzuzeigen und für zugrundeliegende Fehlfunktionen, die zur Krankheit führen, zu sensibilisieren (Dean und Morgan 1988, S. 196–197). Wie bereits dargestellt, ist es schwer, den einen Biomarker zu bestimmen, der als alleiniger Wert etwas über die gesamte Vitalität eines Menschen aussagt. Daher erfolgt ein ganzheitlicher Blick, entsprechend dem Verständnis der WHO (1946) nach der *„Gesundheit ein Zustand völliger psychischen, physischen und sozialen Wohlbefindens und nicht nur das Freisein von Krankheit und Gebrechen ist.".*

Für die Parameter des *Biotality-Index*es werden unter anderem die bereits aufgeführten einschlägigen Parameter aus den Fragebogen von Pöthig und Halle herangezogen.

Zusätzlich wurden die Gesundheitsindikatoren der Europäischen Union (EU) im Rahmen des European Community Health Indicators Projekts (ECHI) berücksichtigt. Diese umfassen 88 Parameter, anhand derer sich die Gesundheit bzw. das Gesundheitsrisiko des Menschen sowohl anhand der Ausprägung physiologischer als auch psychologischer sowie sozialer Merkmale beurteilen lässt. Dabei deuten z. B. *„Psychisches Wohlbefinden"* bzw. *„Gesamtzufuhr von Alkohol"*, *„Zufuhr von Obst"*, *„Zufuhr von Gemüse"* auf die herausragende Bedeutung der Eigenverantwortung im Rahmen des zu erarbeitenden Fragebogens hin, weshalb sie auch beim *Biotality-Index* abgefragt werden (EU 2012).

Etwa zeitgleich konnte die Harvard Studie sieben zentrale Einflussgrößen für ein langes und zufriedenes Leben evaluieren: Tabakabstinenz, gesundes Körpergewicht, wenig Alkohol, regelmäßige Bewegung, solide Partnerbeziehung, kompetenter Umgang mit Konflikten und Stress, und gute und lange Ausbildung *(„stets für sich selbst verantwortlich sein")* (Vaillant 2003). Auch dies wird bei der Parameterauswahl berücksichtigt, da sie entsprechend aktueller Gesundheitstheorien die ökologische Dimension mit einbeziehen (Hurrelmann und Laaser 1998).

Zudem sollen arbeitsspezifische Parameter herangezogen werden.

Die Motivation ist angesichts der Entwicklungen in der Arbeitswelt zentral. Für hochqualifizierte Fachkräfte, die zu der immer größer werdenden Gruppe der Wissensarbeiter zählen, kommt es nach (Meyer et al. 2015) zu einem hohen Anspruchs- und Belastungsniveau. Daraus können sich ungünstige Gesundheitsverhalten, wie Bewegungsmangel, ungesunde Essgewohnheiten und Schlafstörungen sowie psychische und physische Störungen entwickeln. Daraus resultierende Krankheiten zeigen sich beim differenzierten Betrachten von Daten zu krankheitsbedingten Fehlzeiten in der deutschen Wirtschaft. Hier werden Arbeitsunfähigkeitsmeldungen und Statistiken des Bundesministeriums für Gesundheit (BMG) herangezogen.

Die Kosten durch den volkswirtschaftlichen Produktionsausfall durch Arbeitsunfähigkeit schätzt die Bundesanstalt für Arbeitsschutz und Arbeitsmedizin (BAuA) 2015 auf 64 Milliarden Euro, bzw. den Ausfall an Bruttowertschöpfung auf 113 Milliarden Euro (BAuA 2017, S. 1).

Die Stärkung der Vitalität und damit Arbeitsfähigkeit des Mitarbeiters ist daher heutzutage ein gesellschaftliches, ökonomisches und individuelles zentrales Anliegen.

Ilmarinen führt auf, dass eine Reduzierung der Gesundheitsrisiken einen signifikant positiven Einfluss auf die Produktivität hat (Ilmarinen 2005, S. 148). Eine Verlängerung der Arbeitszeit ist ökonomisch auf zwei Seiten langfristig effizient. Auf der einen Seite steigert es das Einkommen und den Steuerwert, auf der anderen Seite sinken die Rentenkosten (Ilmarinen 2005, S. 412).

Anhand von Ergebnissen aus Mitarbeiterbefragungen, wie z. B. Zok (2010) konnten häufige Belastungsfaktoren und neue Entwicklungen im Bereich der Arbeit aufgedeckt werden.

3

Die Parameter orientieren sich an gängigen Fragebogen zur Einschätzung von Belastungsfaktoren im Unternehmen. Hierfür wird schwerpunktmäßig der KFZA herangezogen. Einige Parameter können jedoch die Vitalität nicht nur negativ beeinflussen, sondern sind in einem gesundheitsförderlichen Maß auch vitalitätssteigernd. So können z. B. über ein adäquates Bewegungsverhalten positive Effekte erzielt werden.

Auch in der Arbeit finden sich neben Risikofaktoren, die das biologische Alter reduzieren können, einige Schutzfaktoren. Karasek und Theorell (1992) sind mit ihren drei intervenierenden Faktoren in der Wissenschaft zentral und werden deshalb beim *Biotality-Index* berücksichtigt.

3.3 Statistische Überlegungen

Der statistische Hintergrund des *Biotality-Index* bezieht sich überwiegend auf Porsts „*Fragebogen-Ein Arbeitsbuch*".

3.3.1 Skalenniveau

Nach Porst unterliegt die Beantwortung einer Frage grundsätzlich dem Prozess des Messens. Unter Messen wird jegliche regelhafte und kodifizierte Zuordnung von Symbolen oder Ziffern zu Aspekten oder Ausprägungen manifester oder latenter Variablen verstanden. Das dem Messvorgang zugrunde gelegte Bezugssystem wird als Skala bezeichnet (Porst 2011, S. 69). Bei den Fragen des *Biotality-Index* werden folgende Skalen verwendet. Die Nominalskala erlaubt eine Auswahl gleichwertiger Antwortmöglichkeiten. Sie kommt bspw. vor, wenn nach der Möglichkeit sich in der Arbeit zu bewegen gefragt wird. Die mehrheitlichen Fragen sind ordinalskaliert. Das bedeutet, dass eine Rangordnung bei der Antwortmöglichkeit im Sinne der Häufigkeit oder der Dauer einer vitalitätsbeeinflussenden Größe angeboten wird. Bei medizinisch-diagnostischen Parametern finden sich kardinalskalierte Skalen wieder (z. B. Blutdruck). Hierbei existiert eine Reihenfolge, Größe des Abstandes zwischen zwei Werten (Intervallskala) und ein absoluter Nullpunkt (Verhältnisskala). Einzig bei der Verhältnisskala wären Multiplikation und Division erlaubt.

Beim Skalenniveau wurde berücksichtigt, dass alle möglichen Antwortvorgaben, die für die Beeinflussung des biologischen Alters relevant sind, vorkommen (Porst 2011, S. 27).

Die verwendeten Antwortskalen sind verbalisierte Skalen. Hierbei ist jeder einzelne Skalenpunkt mit einer verbalen Benennung gekennzeichnet. Sie hat den Vorteil, dass sie dem Mitarbeiter genau vorgibt, was dieser unter den unterschiedlichen Skalenpunkten verstehen soll. Nach Porst gibt es bei vorgeschriebenen Antwortmöglichkeiten auf ordinalskaliertem Niveau jedoch einen Nachteil. Eine Gleichabständigkeit der Skalenpunkte kann nicht immer unterstellt werden (Porst 2011, S. 77–78). Es wird zudem zwischen exakten Quantifizierungsfragen, z. B. bei dem Erfassen von Häufigkeiten des Konsums von Suchtmitteln und vagen Quantifizierungen, bei denen nach relativen Häufigkeiten gefragt wird (Nie, Selten, Manchmal, Oft, Immer) unterschieden (Porst 2011, S. 115–116). Dabei kommt die exakte Quantifizierung zum Einsatz, wenn der abzudeckende Zeitraum nicht allzu groß oder zeitlich nicht allzu weit entfernt und das zu erfassende Ereignis einigermaßen wichtig ist. Vage Quantifizierungen werden dann eingesetzt, wenn auf exakte Quantifizierung verzichtet werden kann, die Ereignisse häufig auftreten und die Zeiträume eher lang oder alltäglich sind (Porst 2011, S. 118). Auch dies wurde berücksichtigt.

Die Skalen vieler Fragen beziehen bei den Antwortmöglichkeiten beide Richtungen mit ein (Porst 2011, S. 76). Das gründet aus dem oben beschriebenen Verständnis, dass ein Faktor je nach Ausmaß Schutz- als auch Risikofaktor sein kann.

Bei dem Erstellen des Fragebogens zum *Biotality-Index* wird versucht, Verkettungen und Wechselwirkungen zwischen einzelnen Parametern und den Antwortmöglichkeiten unter Anwendung der MECE- Regel so gut es geht zu vermeiden. MECE steht im englischen für „mutually exclusive and collectively exhaustive" und bedeutet zu Deutsch in etwa sich gegenseitig ausschließend und insgesamt erschöpfend. Fragen zum gleichen Thema werden in einer Dimension, z. B. Ernährung zusammengefasst (Porst 2011, S. 142). Die gewählten Parameter sind dementsprechend eindeutig einer Dimension zugeordnet und die für den *Biotality-Index* wichtigsten Dimensionen sind berücksichtigt (Ang und Tang 1984).

Für eine reliable und valide Messung gehört nach Porst auch, dass alle theoretischen Begriffe im Fragebogen abgebildet sein müssen (Porst 2011, S. 15). Zudem wurden doppelte Stimuli und Verneinungen vermieden und einfache, unzweideutige Begriffe verwendet (Porst 2011, S. 95).

3.3.2 Bepunktung

Die Fragen sind mit einer Einfachnennung zu beantworten, das bedeutet, dass der Mitarbeiter sein gesundheitsbeeinflussendes Verhalten anhand der vorgegebenen Antwortkategorien bewertet (Porst 2011, S. 52). Die Skalen repräsentieren dabei real vorhandene angenommene Verteilungen (Porst 2011, S. 62).

Hinter den Antworten befinden sich Punktwerte. Hierfür wurden, falls vorhanden, die Referenzwerte aus großen Studien wie der PROCAM- und INTERHEART-Studie, die Risikofaktoren für das Auftreten von altersassoziierten Krankheiten enthalten, herangezogen. Dadurch wurden die nominalskalierten Antwortmöglichkeiten auf ein ordinalskaliertes Niveau transformiert. Falls Normwerte vorhanden sind, werden diese mit Null bewertet. Es wird davon ausgegangen, dass durch das Vorliegen eines Normwertes das biologische Alter sich entsprechend dem chronologischen Alter verhält. Auch Halle teilt diese Annahme bei seiner Auswertung. Bei den Fragen, die eine medizinische Untersuchung voraussetzen (Frage zu HDL- und LDL-Cholesterin und Blutdruck) wird die Antwortmöglichkeit „nicht bekannt" gewährt. Es wird davon ausgegangen, dass Unwissenheit bei diesen Parametern einen Mangel an Vorsorge bezüglich des eigenen Gesundheitszustands bedeutet. In diesem Fragebogen wird dabei der Mittelwert zwischen Normwert und schlechtmöglichstem Punktwert ermittelt.

Weitere Besonderheiten und wissenschaftliche Hintergründe für die Bepunktung werden direkt bei der detaillierten Untersuchung des einzelnen Parameters behandelt.

Da es sich beim chronologischen Alter um eine Verhältnisskala handelt, der Fragebogen jedoch auch auf nominal-, ordinal- und intervallskalierte Fragen basiert, kann ein genaues biologisches Alter aus statistischen Gründen nicht ermittelt werden. Daher wird das chronologische Alter als Parameter nicht erfasst. Die erzielten Punktwerte geben jedoch einen Anhaltspunkt, wie hoch und in welche Richtung das biologische Alter vom chronologischen Alter abweicht. Mit dem errechneten Punktwert kann sich der Mitarbeiter in einer ordinalskalierten Tabelle einordnen.

Durch die Einteilung der Parameter in verschiedene Dimensionen kann ebenfalls ein Rückschluss auf die wichtigsten Einflussfaktoren für das biologische Alter des einzelnen

3

Mitarbeiters geschlossen werden. Dadurch können dem Mitarbeiter und dem Unternehmen konkrete Handlungsfelder aufgezeigt werden. Da diese Arbeit Beitrag und Augenmerk auf eine in die Zukunft gerichtete Verbesserung der Vitalität legt, wird dem Leser und Anwender des Fragebogens diese Sichtweise ebenfalls empfohlen.

3.3.3 Umgang mit Nonresponse

Nach Göthlich bergen nicht beantwortete Fragen Gefahren der Verzerrungen bei der Auswertung, wodurch Fehlentscheidung abgeleitet werden können (Göthlich 2009, S. 119).

Es gibt unterschiedliche Nonresponsearten. Für den *Biotaliy-Index* ist der sogenannte Item-Nonresponse wichtig. Dabei werden lediglich einzelne Fragen (items) nicht beantwortet. Ursachen für die einzelnen Formen der Nichtantwort können vielfaltiger Natur sein (Schnell et al. 1999, S. 286–287). Da die Fragen derart formuliert wurden, dass Nonresponse weitestgehend vermieden werden kann, gibt der *Biotality-Index* nur im Falle eines vollständig wahrheitsgetreu ausgefüllten Fragebogens einen zuverlässigen Orientierungswert auf das biologische Alter. Durch die Vermeidung von Nonresponse kann der Fragebogen statistisch einfach und schnell ausgewertet werden. Hierbei wird dem Anwender (z. B. Unternehmen) bei einer größeren Datenabfrage der Complete Case Analysis Ansatz zur Auswertung empfohlen. Das auch unter dem Namen Listwise Deletion bekannte Verfahren ist das einfachste vorstellbare Verfahren, universell anwendbar und gleichzeitig die Standardeinstellung in statistischer Analysesoftware. Hierbei werden sämtliche Datensätze, die fehlende Werte aufweisen, gelöscht bzw. ignoriert. Zur Auswertung kommen nur die vollständigen Sätze (complete cases) (Göthlich 2009, S. 123).

Je nach Stichprobengröße sollten weitere Möglichkeiten vom Anwender selbst in Betracht gezogen werden.

3.4 Parameter des *Biotality-Index*

Im Folgenden werden die Parameter einzeln vorgestellt. Dabei erfolgen zunächst eine Begriffsdefinition und eine Darstellung ihrer Wirkung auf die Vitalität. Es wird schwerpunktmäßig dargestellt, inwiefern der Parameter im Unternehmen eine Rolle spielt.

Anschließend werden Möglichkeiten zur Erhebung des Parameters über einen Fragebogen aufgezeigt. Dabei werden aktuelle wissenschaftliche Erkenntnisse als Normgrößen verwendet.

Abschließend folgen die Darstellung der Frage und die Antwortmöglichkeiten zu diesem Parameter im Rahmen des *Biotality-Index*.

3.4.1 Geschlecht

Das Geschlecht hat einen Einfluss auf das (kardiovaskuläre) Erkrankungsrisiko und damit auf die Vitalität (Assmann et al. 2002). Männer haben demnach ein größeres Risiko, an einem Herzinfarkt zu erkranken. Die Erkrankungsrate für einen Herzinfarkt beträgt bei Frauen mit 2,5 % weniger als die Hälfte der Rate, bei Männern mit 7,0 %. Prävalenzen über 1 % sind bei Frauen erst bei den 60–69 Jährigen nachzuweisen (Gößwald et al. 2013) (siehe ◻ Abb. 3.1).

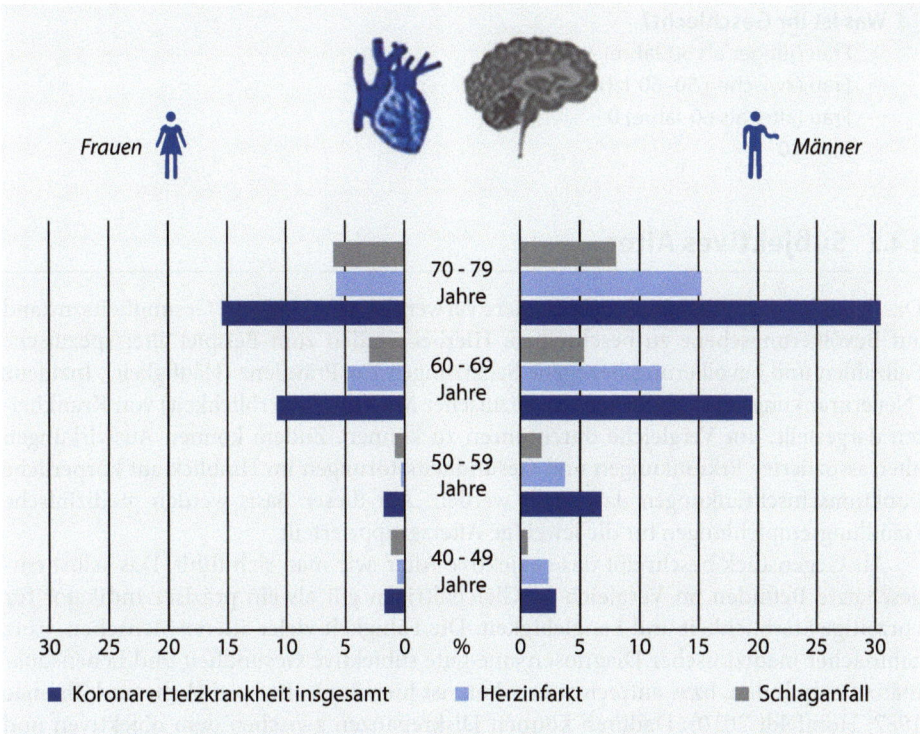

Abb. 3.1 Diagnostizierte Herz-Kreislauf-Erkrankungen (Herzinfarkt, Schlaganfall) in Deutschland (nach RKI 2013a)

Als ursächlich ist hier unter anderem die unterschiedlich Hormonverteilung zu betrachten. Der hohe Östrogenspiegel bei Frauen vor den Wechseljahren hat verschiedene regulierende Effekte auf den Stoffwechsel. Sie senken den Cholesterinspiegel, weiten die Blutgefäße und wirken antioxidativ und antientzündlich. Zusätzlich beeinflussen sie das Gerinnungssystem positiv. In der Menopause sinkt der Östrogenspiegel und arteriosklerotischer Plaque mit entzündlichen Läsionen nehmen zu. Dadurch steigt auch das Risiko für Frauen einen Thrombus, der zu einem Herzinfarkt führen kann, zu entwickeln (Maas und Appelman 2010; Sutton-Tyrrell et al. 1998). Daher steht die Gabe von Östrogene in der „Anti-Aging"-Medizin zum Erhalt von gesunden Gefäßen regelmäßig zur Diskussion.

Betrachtet man die Lebenserwartung der beiden Geschlechter, fällt auf, dass es sich bei extrem langlebigen Menschen überwiegend um Frauen handelt. Die bei der Geburt noch gleichlangen Telomere, verkürzen sich bei Männern und Frauen unterschiedlich. So haben erwachsene Frauen im Vergleich zu gleichaltrigen Männern längere Telomere. Forscher vermuten, dass die zwei X-Chromosomen bei Frauen bei der Reproduktion von Zellen vor Gendefekten schützen. Ehrlenbach et al. (2009) gehen davon aus, dass dies an einer höheren Teilungsrate der Zellen bei Männern liegt. Dies wiederum wirkt sich positiv auf die Krankheitsentstehung aus und beeinflusst so das biologische Alter.

Auch in Fragebogen zur Bestimmung des biologischen Alters wird aufgrund der Einflussnahme nach dem Geschlecht gefragt. Dabei wird davon ausgegangen, dass Frauen im Vergleich zu gleichaltrigen Männern bis zur Menopause einen gefäßschützenden Bonus haben.

3

? **Was ist Ihr Geschlecht?**
- Frau (jünger als 50 Jahre) +4
- Frau (zwischen 50–60 Jahre) +2
- Frau (älter als 60 Jahre) 0
- Mann 0

3.4.2 Subjektives Alter

Das kalendarische Alter wird insbesondere verwendet, um Alter und Gesundheitszustand auf Bevölkerungsebene zu beschreiben. Hierbei werden zum Beispiel altersspezifische Fallzahlen und bevölkerungsbezogene Schätzungen zur Prävalenz (Häufigkeit), Inzidenz (Neuerkrankungsrate) und ursachenspezifischer Mortalität (Sterblichkeit) von Krankheiten dargestellt, um Vergleiche durchführen zu können. Zudem können Auswirkungen altersassoziierter Erkrankungen und Gesundheitsstörungen im Hinblick auf körperliche Funktionseinschränkungen dargestellt werden. Auf dieser Basis werden medizinische Handlungsempfehlungen für die jeweilige Altersgruppe erteilt.

Als Gegenstück beschreibt das subjektive Alter, wie man sich fühlt. Das selbst eingeschätzte Befinden im Vergleich zu Gleichaltrigen gilt als ein präziser Indikator für vorzeitige Sterblichkeit und Langlebigkeit. Die Fähigkeit vieler älterer Menschen, trotz zahlreicher medizinischer Diagnosen eine gute subjektive Gesundheit und Lebensqualität zu empfinden, bzw. aufrechtzuerhalten, ist hierfür ein Beispiel (Lehr und Thomae 1987; Homfeldt 2010). Dadurch können Diskrepanzen zwischen dem objektiven und subjektiven Alter entstehen. Auch in der Gesundheitsdefinition der WHO wird die subjektive Gesundheit als individueller Wert deutlich. Ward konstatiert, dass ein jüngeres gefühltes Alter mit mehr Lebenszufriedenheit, persönlicher Weiterentwicklung und mehr sozialen Beziehungen verbunden ist (Ward 2010). Vor dem Hintergrund, dass eine gute subjektive Gesundheit erheblich zu längerem Leben beiträgt, wird diese abgefragt.

? **Wie fühlen Sie sich im Vergleich zu Gleichaltrigen?**
- Ich fühle mich jünger +2
- Ich fühle mich vergleichbar 0
- Ich fühle mich älter −2

3.4.3 Bewegung

Bewegung ist nach Caspersen et al. (1985) zitiert durch die WHO *„Jede Bewegung des Körpers, die mit einer Kontraktion der Muskulatur einhergeht und den Energieverbrauch über den normalen Ruheenergiebedarf hinaus steigert"*. (Caspersen et al. 1985, S. 126). Diese weite Definition schließt jede körperliche Aktivität ein, inklusive Laufen, Radfahren, Sport- und Freizeitaktivitäten sowie Garten- und Hausarbeit.

Sport umfasst Aktivitäten, die geplant, strukturiert und regelmäßig wiederholt werden. Sportliche Aktivitäten können sowohl Aspekte der Leistung und des Wettkampfes als auch Aspekte der Gesundheit und Rekreation beinhalten (Caspersen et al. 1985, S. 127–128).

3.4.3.1 **Bewegung im Alltag**

Ein aktives Leben umfasst einen Lebensstil, in dem körperliche Aktivität im alltäglichen Leben umgesetzt wird (Cavill et al. 2006, S. 2–3; Mensink et al. 1999).

Bewegung ist eine grundlegende Fähigkeit des Menschen und hat eine bedeutende Rolle für die körperliche und mentale Gesundheit und damit auch für die Vitalität.

Evolutionsbiologisch betrachtet, hat vor der Zivilisationszeit derjenige überlebt, der körperlich fit war (in Bezug auf Ausdauer, Kraft und Schnelligkeit) und seine Energie aus der Nahrung am besten verwerten konnte. Seit der Zivilisation wurde die körperliche Stärke und die Bewegung für die Feldarbeit, das Bebauen und den Transport genutzt. Rund 150.000 Generationen in über fünf Millionen Jahre haben das Prinzip der Bewegung verinnerlicht, da Anforderungen diese zum Überleben erforderlich machte.

Heute braucht der Mensch diese Bewegung aufgrund von äußerlichen Anforderungen nicht mehr zum Überleben. Die Nutzung von Autos, Aufzügen, Rolltreppen und der Digitalisierung, die viele Wege unnötig machen, reduziert die menschliche Bewegung. Heutzutage setzt der Mensch lediglich 1 % des Bewegungsvolumens um, das es noch Anfang des 20. Jahrhunderts gab. Auch körperliche Arbeit ist selten und wird durch einen sitzenden Arbeitsstil abgelöst. Durch diese Änderung im Bewegungsverhalten hat sich nicht nur die Bewegungsfähigkeit binnen kürzester Zeit verschlechtert, sondern auch der gesundheitliche Zustand. Pöthig beschreibt die Pathogenese von Zivilisations- und Alterskrankheiten (Multimorbidität) auf der körperlichen Repräsentationsebene durch die Folgen des Bewegungsmangels. Das Defizit an Bewegung kann durch die verminderte Aktivzellmasse und die erhöhte Fettmasse das Regulationssystem dekompensieren lassen, woraus Hypertonie bzw. das metabolisches Syndrom resultieren (Pöthig et al. 2011, S. 201; Stute und Pöthig 2016, S. 281). Organe, die nicht ständig beansprucht, gefordert oder aktiviert werden, regulieren ihre Funktion langsam herunter (Halle 2016, S. 79). Der Körper kann diesen Bewegungsmangel nur kurzzeitig ausbalancieren, dann kommt es jedoch zu degenerativen Veränderungen und Verschleiß an biologischen Strukturen. An den Gefäßwänden kann sich daraufhin Arteriosklerose, an den Knorpeln Arthrose entwickeln. Das bedeutet, dass die organisch-strukturellen Krankheitsfolgen mit Funktionsstörungen erst später sichtbar werden (Pöthig et al. 2011, S. 201; Meißner-Pöthig 1999, S. 20–21; Cavill et al. 2006, S. 1–3; Prokop 1996, S. 71; Oswalt 2000, S. 4); Kraus und Raab (1964) entwickelten hierfür den Begriff der „hypokinetic diseases".

Die WHO schätzt, dass nahezu 600.000 Todesfälle im Jahr in der EU auf den Bewegungsmangel zurückgehen (5–10 % der Sterbefälle mit Unterschiede zwischen den Ländern). Laut WHO steht Bewegungsmangel daher nach hohem Blutzucker (6 %), hohem Blutdruck (13 %) und Rauchen (9 %) auf dem vierten Platz der führenden Gesundheitsrisiken für die globale Sterblichkeit. Ferner gibt die WHO an, dass körperliche Inaktivität der Hauptgrund für ca. 21–25 % aller Brust- und Darmkrebserkrankungen, 27 % des Diabetes und 30 % der ischämischen Herzerkrankungen ist (Cavill et al. 2006, Vorwort, S. 5–7). Inaktivität und mangelnde Fitness, die oft zu Übergewicht führen, sind daher ein bedeutsamer Risikofaktor für die unterschiedlichsten Erkrankungen, die zu Vitalitätseinschränkungen führen und altern lassen.

Umgekehrt hat Bewegung vielfältige positive Auswirkungen auf den Gesundheitszustand. Die WHO führt in ihrer Broschüre „Physical activity and health in Europe: evidence for action" auf, dass körperliche Aktivität zahlreiche Krankheiten und deren Fortschreitung verhindern kann (Cavill et al. 2006, S. 5–6).

3

Durch die Bewegung wird unter anderem das Herz trainiert, der Stoffwechsel angeregt, die Muskeln gestärkt, das Immunsystem verbessert und die Endothelschicht geschmeidig gehalten. Durch gesunde Gefäße können die nachgesteuerten Organe optimal versorgt (Halle 2016, S. 83–84) und Alterungsprozesse verlangsamt werden (Cavill et al. 2006, S. 6; Paffenbarger et al. 1986; Hu et al. 2001). Die Herzstiftung fügt diesbezüglich hinzu, dass es keine Utopie darstellt, 20 Jahre lang 40 zu bleiben, sondern für den aktiv lebenden Menschen erreichbar ist (Oswalt 2000, S. 9). Zudem hat Bewegung auch noch einen bekannten positiven Einfluss auf das psychische Wohlbefinden. Die Gründe sind vielfältig und reichen von sozialen Kontakten bis zur Stressentlastung (Nishi et al. 2017). Nachgewiesen werden konnte ebenfalls, dass regelmäßige Bewegung die kognitive Leistungsfähigkeit des Mitarbeiters steigert (Drigny et al. 2014).

Bewegung ist daher unentbehrlich, um über einen langen Zeitraum hohe Leistungen in mentalen, körperlichen, emotionalen Bereichen vollbringen zu können und die Arbeitsfähigkeit nach Ilmarinen zu erhöhen (Ilmarinen 2005, S. 145,193).

Bezogen auf die Telomere konnte eine sportmedizinische Studie zeigen, dass Teilnehmer, die über einen längeren Zeitraum täglich 30 Minuten körperlicher Aktivität nachgingen, ein Telomerlängenwachstum von 6 % der Leukozyten zeigten. Geht man von der weitverbreiteten Annahme aus, dass die Länge der Telomere für die Vitalität spricht, haben sich die Zellen durch die tägliche Bewegung verjüngt. Wissenschaftler erklären sich diesen Effekt durch den Abbau von oxidativen Stress in den Zellen, der sich regenerativ auf die Telomerlänge auswirkt (Despeghel 2016, S. 134). Werner et al. (2009) und Silva et al. (2016) sehen den Grund für längere Telomere in der Ausschüttung von telomerstabilisierenden Proteinen durch Bewegung.

Dabei stellt sich die Frage, welche und wie viel Bewegung notwendig ist, um die aufgezeigten Effekte zu erhalten. Die WHO misst körperliche Aktivität über den Energieverbrauchs bei verschiedenen Aktivitäten mit Hilfe der sogenannten „metabolic equivalents" (METs) (Cavill et al. 2006, S. 3). Der Ruheumsatz eines Menschen entspricht 1 MET, das sind 3,5 ml Sauerstoffaufnahme pro kg Körpergewicht pro Minute bei Männern, bzw. 3,15 bei Frauen. Man unterscheidet dadurch die körperliche Aktivität in leichte (d. h. <3 MET), moderate (ca. 3–6 MET) sowie schwere körperliche Aktivität (d. h. >6 MET). Laut WHO beinhaltet gesundheitsfördernde körperliche Aktivität Bewegungen, die mit einer mindestens moderaten Intensität ausgeführt werden. Bei dieser steigen Puls und Körpertemperatur und die Person kommt etwas außer Atem. Für die meisten inaktiven Menschen entsprechen 3 METs zügiges Gehen, weshalb darunter auch Alltagsaktivitäten bei der Arbeit oder im Haushalt einzuordnen sind. Für aktivere und fittere Menschen kann moderate Bewegung schnelles Gehen oder langsames Joggen umfassen (Cavill et al. 2006, S. 3). Anstrengende körperliche Aktivität lässt den Menschen stärker schwitzen und außer Atem kommen. Darunter fällt Sport, wie Joggen oder schnelles Radfahren. Auf den Grundlagen der WHO Empfehlungen sollten Erwachsene mindestens 30 Minuten mäßig intensive Bewegung an fünf Tagen pro Woche oder mindestens 20 Minuten intensive körperliche Betätigung an drei Tagen pro Woche absolvieren. Die Aktivität sollte dabei in Blöcken von mindestens 10 Minuten Dauer erfolgen. Zusätzlich sollte an 2–3 Tagen pro Woche zusätzliches Training zum Muskelaufbau und zur Steigerung der Ausdauer erfolgen. Diese Empfehlung steht im Unterschied zum Sitzen in einer signifikant positiven Verbindung zu den Telomerlängen

(Edwards und Loprinzi 2017; LaRocca et al. 2010; Cavill et al. 2006, S. 3). Weitere Empfehlung bezüglich des Bewegungsausmaßes liefern Paffenbarger et al. (1986) mit ihrem Schwellenwert von 2.000 kcal pro Woche, die durch Bewegung verbraucht werden und die Deutsche Herzstiftung mit ihrer Empfehlung von 7000 Schritten pro Tag (Oswalt 2000). Diese beiden Größen sind jedoch schwieriger zu erheben, weshalb der *Biotality-Index* sich auf die WHO Empfehlungen stützt.

Aus der Bewegungsstudie 2016 der TK ist zu entnehmen, dass 48 % der Befragten keinen oder selten Sport betreiben und dadurch das genannte Bewegungsmaß der WHO nicht erreichen (TK 2016, S. 13, 23) (siehe ◘ Abb. 3.2).

Zudem bewegen sich 1/3 weniger als 30 Minuten im Alltag und erreichen somit nicht die Empfehlungen der WHO bezüglich moderater körperlicher Aktivität (siehe ◘ Abb. 3.3).

Ähnlich wie die Bewegungsstudie der TK fragt der *Biotality-Index* nach dem Bewegungsverhalten im Alltag und nach der körperlich intensiveren Bewegung wie z. B. beim Sport. Bei der Generierung der Fragen wurde auch der International Physical Activity Questionnaire (IPAQ) aufgrund seiner reliablen und validen Eigenschaften bei der Erhebung von Aktivität, berücksichtigt.

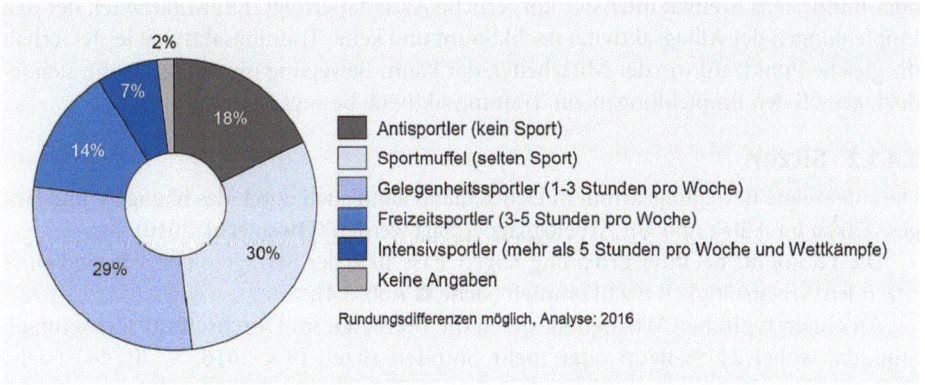

◘ **Abb. 3.2**   Sportverhalten in Deutschland (nach TK 2016, S. 23). Eigene Darstellung

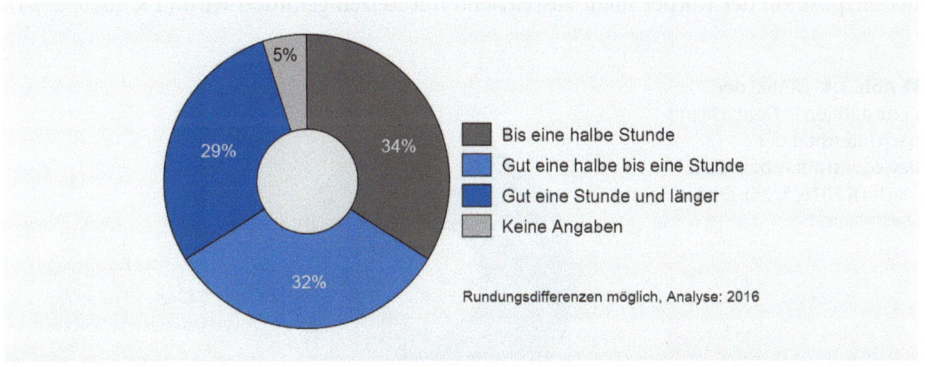

◘ **Abb. 3.3**   Bewegungsverhalten im Alltag in Deutschland (nach TK 2016, S. 15). Eigene Darstellung

3

? **An wie vielen Tagen pro Woche bewegen Sie sich im Alltag 30 Minuten (davon mindestens zehn Minuten am Stück) bei kaum erhöhter Anstrengung und leichtem Schwitzen (z. B. Spazieren gehen, Rad fahren zur Arbeit)?**
- An keinem Tag −4
- An ein bis zwei Tagen −2
- An drei bis vier Tagen 0
- An fünf bis sieben Tagen +3

? **An wie vielen Tagen pro Woche treiben Sie Sport bei erhöhter Anstrengung und stärkerem Schwitzen (z. B. intensives Schwimmen, Jogging, Radsport)?**
- An keinem Tag −2
- An einem Tag 0
- An zwei bis drei Tagen +3
- An mehr als drei Tagen +5

Die Antwortmöglichkeiten und Auswertung erfolgen auf Basis der WHO-Empfehlungen, bezogen auf die gesundheitsfördernden Effekte. Die Bepunktung berücksichtigt die Empfehlungen derart, dass entweder mindestens fünfmal mindestens 30 Minuten moderate oder mindestens dreimal intensive körperliche Aktivität erfolgt. Ein Mitarbeiter, der den Empfehlungen der Alltagsaktivität nachkommt und keine Trainingsaktivität leistet, erhält die gleiche Punktzahl wie der Mitarbeiter, der kaum Bewegung im Alltag ausübt, sich jedoch gemäß den Empfehlungen zur Trainingsaktivität bewegt.

3.4.3.2 Sitzen

Die aufgezeigte Bewegungsarmut in Deutschland kann auch durch das häufigere und längere Sitzen im Alltag und am Arbeitsplatz erklärt werden (Owen et al. 2010).

Die TK konnte bei ihrer Erhebung zeigen, dass 40 % der Befragten überwiegend einer sitzenden Arbeitstätigkeit nachkommen (siehe ◘ Abb. 3.4).

An einem typischen Wochentag sitzen die Befragten im Durchschnitt sechseinhalb Stunden, wobei 21 % neun oder mehr Stunden sitzen (TK 2016, S. 20, 34) (siehe ◘ Abb. 3.5).

Sitzen wird von Gesundheitsexperten bezüglich der Schädlichkeit als das neue Rauchen beschrieben (Schmid und Colditz 2014). Es gilt deshalb als gesundheitsschädigend, da bei der Sitzposition der Körper nicht ausreichend mit Reizen gefordert wird (TK 2016, S. 34).

◘ **Abb. 3.4** Anteil der Berufstätigen in Deutschland nach Intensität der Bewegung am Arbeitsplatz (nach TK 2016, S. 34). Eigene Darstellung

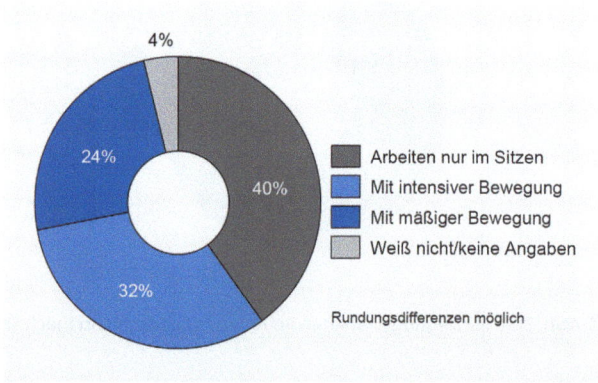

◘ Abb. 3.5 Geschätzte Sitzzeit an einem typischen Wochentag in Deutschland (nach TK 2016, S. 20). Eigene Darstellung

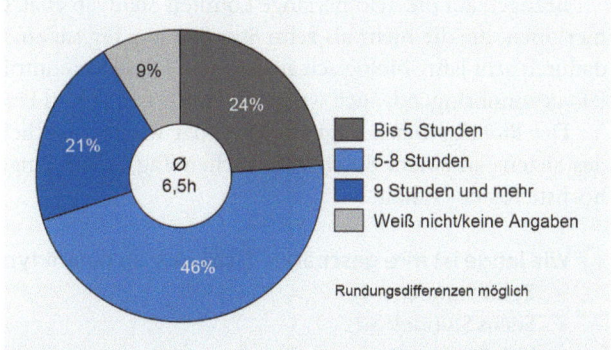

Aufgrund des ökonomischen Verhaltens werden Muskeln abgebaut, das Herz-Kreislaufsystem nicht ausreichend in Schwung gebracht, wodurch sich vielfältige Beschwerden entwickeln können (Owen et al. 2010). Häufig treten Rückenschmerzen auf, da sich die Wirbelsäule über längere Zeit nicht mehr aufrecht halten kann. Die Tragweite wird anhand der Krankenfallzahlen deutlich. Laut dem DAK-Gesundheitsreport 2017 stehen Muskel-Skelett-Erkrankungen, insbesondere die Rückenerkrankungen mit einem Anteil von 22, 2 % am Krankenstand weiterhin an der Spitze, wenngleich ein minimaler Rückgang gegenüber dem Vorjahr aufgezeigt werden konnte (DAK 2017, S. 17). Die Bewegungsstudie der TK zeigte eine Verbindung zwischen dem Bewegungsspielraum in der Arbeit und den Beschwerden mit dem Bewegungsapparat. Arbeiter in Berufen mit mäßigem Bewegungsausmaß (z. B. Ärzte, Lehrer, Verkäufer) hatten weniger Beschwerden als Berufe mit niedrigerem Bewegungslevel (z. B. Büroangestellte) (TK 2016, S. 8, 10, 36). Der TK-Gesundheitsreport 2014 zeigt zudem, dass Erwerbspersonen, die wegen Rückenbeschwerden krankgeschrieben waren, nahezu von allen anderen Diagnosen auch häufiger betroffen waren als die, die keine Rückenprobleme hatten. Besonders auffällig ist, dass sie häufiger von psychisch bedingten Fehlzeiten betroffen sind (Faktor 1,8) (TK 2014, S. 62–65). Neben den individuellen Vitalitätseinbußen und Beschwerden haben Muskel-Skeletterkrankungen auch wirtschaftlich für das Unternehmen eine große finanzielle Bedeutung. Nach Schätzungen der BAuA lagen die Kosten für den Arbeitsausfall von Produktion und Bruttowertschöpfung 2013 bundesweit bei über 163 Milliarden Euro, davon entfallen gut 16 Milliarden auf Rückenbeschwerden. Für einen mittelständischen Betrieb mit 140 Mitarbeitern bedeutet dies zum Beispiel pro Jahr 175 rückenbedingte Fehltage. Die Diagnose „Rücken" kostet ihn also mehr als eine halbe Stelle (BAuA 2015).

Dabei stellt sich die Frage, ab wann Sitzen gesundheitliche Risiken hervorbringen kann. Dunstan et al. (2012) kamen zu dem Ergebnis, dass Probanden, die täglich mehr als sechs Stunden sitzen, eine um 20 % niedrigere Lebenserwartung haben als Menschen, die weniger als drei Stunden im Sitzen verbringen. Bei Frauen betrug der Unterschied sogar 40 %. Auch im Rahmen der National Health and Nutrition Examination Survey kamen Forscher zu dem Ergebnis, dass Vielsitzer eine geringere Lebenserwartung haben (Bjørk Petersen et al. 2014). Mit einem normalen acht-Stunden-Arbeitstag im Büro setzen sich 40 % der Menschen in Deutschland einem erhöhten Risiko aus (Rezende de et al. 2014). *„Nach vier Stunden Sitzen fängt der Körper an, schädliche Signale zu senden"*, sagt die schwedische Sportwissenschaftlerin Elin Ekblom-Bak. Ein Enzym, das am Fettabbau beteiligt sei, arbeite dann nicht mehr richtig. Das Risiko von Herz-Kreislauf-Krankheiten und Diabetes steigt (Ekblom-Bak et al. 2010).

3

Bezogen auf die Telomerlänge konnten Shadyab et al. (2017) feststellen, dass Teilnehmerinnen, die die mehr als zehn Stunden am Tag saßen, verkürzte Telomere hatten und dadurch acht Jahre biologisch älter waren. Diese Erkenntnis ist in dem neuen Forschungsfeld gewinnbringend, auch wenn die Studie bei älteren Frauen durchgeführt wurde.

Der *Biotality-Index* fragt aufgrund der wissenschaftlichen Ergebnisse nach der Länge des Sitzens an einem durchschnittlichen Tag, wobei länger als zehn Stunden Sitzen das höchste Risiko enthält.

❓ **Wie lange ist Ihre geschätzte Sitzdauer an einem typischen Arbeitstag?**
  ▬ Zehn Stunden −4
  ▬ Sechs Stunden −2
  ▬ Vier Stunden 0
  ▬ Weniger als vier Stunden 1

3.4.3.3 Bewegungsmöglichkeiten in der Arbeit

Forscher wie Ekblom-Bak erklären weiter, dass die Risiken durch lange Phasen des Sitzens, nicht durch körperliche Betätigung nach Feierabend kompensiert werden können (Ekblom-Bak et al. 2010).

Lediglich wiederkehrende geringfügige Bewegungen und Positionenwechsel während der Arbeit helfen gegen die negativen Auswirkungen des Sitzens (Owen et al. 2010; Healy et al. 2008). Stehpulte, den Gang zum Drucker, die Wahl der Treppe oder zentral aufgestellte Papierkörbe im Großraumbüro wirken sich positiv auf die Gesundheit aus. Insbesondere das kardio-vaskuläre Risiko und die Gesamtmortalität kann dadurch minimiert werden (Benatti und Ried-Larsen 2015). Der *Biotality-Index* fragt deshalb zusätzlich, ob in der Arbeit die Möglichkeit für kleine Bewegungen besteht. Die Fragestellung wurde aus der Bewegungsstudie der TK adaptiert. Die Gewichtung der Antworten ist aufgrund der Forschungslage kleiner gehalten, vielmehr geht es um eine Sensibilisierung hinsichtlich der Arbeitsplatzgestaltung (Verhältnisorientiertes BGM).

❓ **Haben Sie im Arbeitsalltag die Möglichkeit sich kurz zu bewegen und/oder Ihre Position zu wechseln (z. B. durch einen höhenverstellbaren Tisch)?**
  ▬ Ja, ich habe die Möglichkeit +1
  ▬ Nein, ich habe keine Möglichkeit −1

3.4.4 Ernährung

Eine vollwertige Ernährung trägt dazu bei, Wachstum, Entwicklung und Leistungsfähigkeit sowie die Gesundheit des Menschen ein Leben lang zu fördern bzw. zu erhalten und beeinflusst die einzelne Tages- und Lebensform (DGE 2016). Auch die direkte Beeinflussung auf das biologische Alter durch Veränderungen der Telomere können in der Wissenschaft beobachtet werden (Blackburn et al. 2017, S. 196, 206, 285, 290, 322, 347).

Grundsätzlich passt sich nach Leitzmann der Mensch als sogenannter Omnivore (Allesesser) seit über Jahrmillionen an das Nahrungsmittelangebot an (Leitzmann 2001, S. 38–42). Durch die Industrialisierung und einhergehender Massenproduktion sowie chemischer Konservierungsmethoden verändern sich die Ernährungsgewohnheiten des Menschen von einer naturbelassenen kohlenhydrat- und ballaststoffreichen Nahrung zu einer stark verarbeitete (Fast-Food), fettreiche Kost (Leitzmann 2001, S. 10, S. 32, 42;

Leitzmann und Keller 2013, S. 19–20). „*Aus der Industriellen Revolution ergibt sich eine Ernährungsweise, die als Zivilisationsnahrung bezeichnet wird.*" (Leitzmann 2001, S. 42). Diese bringt Zivilisationskrankheiten, die auf diese Ernährungsfehler basieren, mit sich. Der einhergehende Bewegungsmangel unterstützt die Entwicklung von Übergewicht, da die aufgenommene Energie nicht verbrannt, sondern eingespeichert wird.

Auch Entwicklungen in der Arbeitswelt, wie z. B. Zeitdruck, nehmen Einfluss auf das Ernährungsverhalten, welches zunehmend unregelmäßig erfolgt (Voelpel und Fischer 2015, S. 17). Eine Studie aus dem Jahr 2011 mit 10.000 Befragten ergab, dass 43 % der befragten Berufstätigen, die einen unregelmäßigen Tagesablauf haben, dann essen wenn es ihnen zeitlich möglich ist 31 % essen, wenn sie Hunger verspüren und nur 20 % zu festgelegten Zeiten (Nestlé 2011). Zusätzlich erfolgt die Nahrungsaufnahme durch unausgewogenen Zwischenmahlzeiten, wodurch es zu Ernährungsdefiziten kommen kann (Voelpel und Fischer 2015, S. 21). Es kommt daher sowohl darauf an, gesunde Inhaltsstoffe über die Nahrung aufzunehmen, als auch eine starke Gewichtszunahme zu vermeiden.

Vor dem Hintergrund der Häufigkeit von Übergewicht und ernährungsmitbedingten Krankheiten in Deutschland, die das biologische Alter beeinflussen können, ist die Aufklärung über eine ausgewogene Ernährung von besonderer Bedeutung (Blackburn et al. 2017, S. 196, 322). Der Mitarbeiter soll deshalb diesbezüglich sensibilisiert werden, sein Ernährungsverhalten sowie seine Nahrungsmittelauswahl zu überprüfen.

Dabei stellt sich die Frage, was eine gesunde und „verjüngende" Ernährung ist. Diese Frage lässt sich nicht allgemeingültig beantworten, da Ernährungswissenschaftler bislang noch nicht alle Bestandteile und Wirkweise einzelner Lebensmittel auf den Organismus erforscht haben. Jeder Mensch kann zudem auf Lebensmittel und Inhaltstoffe anders reagieren. Zusätzlich sind Geschmack und Verträglichkeit weitere individuelle Komponenten. Einzelne Bestandteile der Nahrung sind nicht schädlich, können jedoch durch die Menge und Kombination schädliche Auswirkungen wie Übergewicht oder Mangelerscheinungen herbeiführen. Daher wird beim *Biotality-Index* bei der Dimension Ernährung bei der Nahrungsauswahl auf die bekanntesten nachgewiesenen Effekte fokussiert.

Bezogen auf die Qualität, also die Zusammensetzung der Ernährung, empfiehlt die Deutsche Gesellschaft für Ernährung (DGE) eine fettarme, kohlenhydratreiche, ausgewogene Mischkost und ausreichend Flüssigkeit. Eine hochwertige Mahlzeit enthält eine gesunde Zusammensetzung von mehrfach ungesättigten Fetten, Eiweiß und komplexen Kohlenhydraten. Komplexe Kohlenhydrate begünstigen ein längerfristiges Sättigungsgefühl (Gola 2005a, S. 38–40). Dies findet sich in der sogenannten mediterranen Kost mit viel Gemüse und Obst, viel Fisch und wenig Fleisch wieder. Auch Altersforscher unterstützen diese Ernährungsstrategie, da mehrfach Verbindungen zu verlängerten Telomere nachgewiesen werden konnte. Die dort enthaltenen Nahrungsmittel reduzieren Entzündungen, oxidativen Stress und Insulinresistenz (Blackburn et al. 2017, S. 286). Weitere Studien belegen, dass die Menschen durch die mediterrane Küche älter und länger gesünder bleiben (Halle 2016, S. 107–108).

3.4.4.1 Kritische Lebensmittel

Umgekehrt gilt eine Ernährung, die aus deftigen Speisen, Fast Food, Kuchen oder Fertiggerichte besteht, besonders kritisch, da sie zum Beispiel nur wenige Ballaststoffe enthält. Der enthaltene schnell verarbeitete Einfachzucker kann mit seinen ausgelösten Glucose- und Insulinspitzen die Leistung des Mitarbeiters senken (Gola 2005b, S. 38–40). Gewichtszunahme, Cholesterinerhöhung und ein Diabetes II können zudem begünstigt werden (Gallwitz 2005, S. 73–77). Zusätzlich enthalten die genannten Fertignahrungsmittel meist viele chemisch veränderte Transfette, die aus Haltbarkeitsgründen verwendet werden. Halle (2016) führt diesbezüglich auf, dass diese die Endothelschicht schädigen können und gleichzeitig die Cholesterinwerte im Blut pathologisch verändern können. Auch Auswirkungen im Zusammenhang mit einem hohen Blutdruck werden diskutiert (Halle 2016, S. 114–115). Studien weisen ebenfalls ein erhöhtes Krebsrisiko nach (Mozaffarian et al. 2006). Wissenschaftler gehen davon aus, dass bereits eine Einnahme von 5 g pro Tag das Risiko für eine Arterienverkalkung der Herzkranzgefäße um 25 % steigert (Halle 2016, S. 115; Gola 2005b, S. 39). Der *Biotality-Index* frägt deshalb an wie vielen Tagen in der Woche der Verzehr erfolgt.

? **An wie vielen Tagen in der Woche essen Sie eher deftige Speisen, Fastfood, Kuchen oder Fertiggerichte?**
- Mehrmals pro Woche −2
- Einmal pro Woche −1
- Selten 0
- Nie +1

3.4.4.2 Obst und Gemüse

Obst und Gemüse als Kernkomponenten der mediterranen Kost enthalten neben Ballaststoffen Vitamine. Vitamine sind bei zahlreichen schützenden, aufbauenden und regulierenden Körperprozessen beteiligt. Unter anderem wird eine günstige Wirkung von Vitaminen auf die Endothelschicht zugeschrieben. Daher wird dem Verzehr von Obst und Gemüse zahlreiche gesundheitsfördernde Wirkungen zugeschrieben (Vormann und Wiedemann 2009). Die INTERHEART-Studie kam zu dem Ergebnis, dass das Risiko in zehn Jahren einen Herzinfarkt oder Schlaganfall zu erleiden, bei einem täglichem Verzehr von Obst und Gemüse gesenkt wurde (Yusuf et al. 2004).

Zusätzlich kommen in Obst und Gemüse sekundäre Pflanzenstoffe wie Karotinoide oder Flavonoide vor. Pflanzenstoffe wirken als Antioxidantien, indem sie freie Radikale abfangen und so oxidativen Stress entgegenwirken. Wie im theoretischen Hintergrund aufgeführt, wird durch das Entgegenwirken des oxidativen Stress auf Zellebene laut der Alterungstheorie der Alterungsvorgang gebremst (Gola 2005b, S. 44).

Studien wie beispielsweise Tiainen et al. (2012) und Marcon et al. (2012) zeigen, dass eine Aufnahme von Gemüse positiv mit der Telomerlänge korreliert.

Daneben hilft der Verzehr von Obst und Gemüse beim Halten der Energiebilanz (Gola 2005b, S. 44). Die DGE rät, insgesamt 3/4 der verzehrten Lebensmittel auf pflanzlicher Basis zu essen und einen täglichen Konsum von fünf kleinen Portionen an Obst und Gemüse. Der *Biotality-Index* frägt deshalb nach dem täglichen Konsum von Obst und Gemüse.

? **An wie vielen Tagen pro Woche essen Sie Gemüse und Obst?**
- Einmal pro Woche −3
- Jeden zweiten Tag −1
- Jeden Tag +2
- Mehrmals pro Tag +4

3.4.4.3 Fisch

Die empfohlene mediterrane Ernährung beinhaltet einen regelmäßigen Verzehr von Fisch. Dieser enthält mehrfach-ungesättigte Fettsäuren, wie Omega-3-Fettsäuren, die der Körper nicht selbst synthetisieren kann (Halle 2016, S. 111). Der Körper benötigt diese essenziellen Fettsäuren für die Hormonproduktion, die Aufnahme fettlöslicher Vitamine, beim Zellaufbau und bei der Immunabwehr. Ebenso sind sie für die Blutdruckregulation und für die Gehirnentwicklung bedeutsam. Letzteres ist für das Meistern der täglichen Arbeitsanforderungen besonders wichtig (Voelpel und Fischer 2015, S. 27–31). Des Weiteren konnte in epidemiologischen Studien nachgewiesen werden, dass Fischkonsum teilweise vor Depressionen, die für einen großen Teil der Arbeitsfehlzeiten verantwortlich sind, schützt. Zudem wird dem Verzehr von Fisch bei einer bestehenden Depressionsdiagnose mildernde Effekte nachgewiesen (Nishi et al. 2017).

Bezogen auf Alterungsprozesse kann festgestellt werden, dass je höher der relative Gehalt dieser Fettsäuren in der Zellmembran ausfällt, desto niedriger ist das Herz-Kreislauf-Risiko insgesamt (Harris et al. 2004). In Ländern, wie Japan, in denen viel Fisch verzehrt wird, liegt der Omega-3-Index höher bzw. die Gefäßschädigung niedriger. Houben et al. (2008) schreiben dies in ihrer Cross-Sectionalen Studie der anti-entzündliche Wirkungsweiße von mehrfach-ungesättigten Fettsäuren zu. Zudem ist Fisch, wie Lachs oder Thunfisch, eine Nahrungsquelle von Vitamin D. Dieses Vitamin steht in der Diskussion eine niedrige Gesamtsterblichkeit zu begünstigen (Pilz et al. 2016).

Altersforscher wie Farzaneh-Far et al. 2010a) erkennen eine Verbindung zwischen einem höheren Omega-3-Spiegel im Blut und der Telomerlänge, wobei hieraus nicht hervorgeht, wie viel Fisch verzehrt werden muss. Eine Empfehlung der DGE bezüglich des Fischkonsums lautet ein- bis zweimal wöchentlich.

Die Fragestellung orientiert sich an diesem Richtwert und wird entsprechend dem „Food Frequency Questionnaire" (FFQ) angepasst.

? **An wie vielen Tagen pro Woche essen Sie Fisch?**
- Nie oder Selten −2
- Ein- bis zweimal pro Woche 0
- Öfter als zweimal pro Woche +1

3.4.4.4 Fasten

Die von Alternsforscher am besten untersuchte Methode zur Lebensverlängerung ist die Kalorienrestriktion. Bereits in den 1930er-Jahren erkannte der Biogerontologe Clive McCay bei Untersuchungen an Laborratten, dass eine Kalorienrestriktion um 30 % die Lebenserwartung um fast der Hälfte erhöhte. Seit dieser Entdeckung wurden ähnliche Ergebnisse bei vielen weiteren Lebewesen nachgewiesen (McDonald und Ramsey 2010). Fontana et al. von der Washington University in St. Louis haben die lebensverlängernde Wirkung von Hungerkuren auf den Menschen untersucht. Ihre Studienteilnehmer sind im Durchschnitt 54 Jahre alt und befolgen seit sieben Jahren eine Diät mit reduzierter Kalorienzufuhr. Nach den Forschern hat die Kalorienrestriktion eine stark schützende Wirkung vor typischen Erkrankungen des Alters, da zahlreiche Risikofaktoren zurückgehen. Die Versuchsteilnehmer haben dadurch eine höhere Lebenserwartung (Cava und Fontana 2013). Dennoch konnte nach Blackburn und Epel noch kein Effekt von einer 30 % weniger Kalorienzufuhr bezüglich der Telomerlänge festgestellt werden (Blackburn et al. 2017, S. 266).

Die Umsetzung der reduzierten Nahrungsaufnahme von 30 % unterhalb der Tagesbilanz gestaltet sich nicht einfach. Besser umzusetzen scheint das Ausfallen einzelner Mahlzeiten am Abend (das sogenannte „Dinner Cancelling" oder „Dinner Skipping") oder intermittierendes Fasten zu sein. Neben einer Gewichtskontrolle haben lange Perioden der Restriktion weitere positive Effekte. Voraussetzung ist jedoch, dass die Mikronährstoffversorgung gedeckt wird. David Sinclair erklärte 2004 einen möglichen Wirkmechanismus. So ist der Verzicht für den Körper ein Stressreiz. Dieser ergreift Schutzmaßnahmen, die auf Körperzellen und Gene wirken. Demnach führt eine Kalorienrestriktion insbesondere zu einer Aktivierung von Sirtuinen, bestimmten Genen, die für die DNA-Reparatur verantwortlich sind (McDonald und Ramsey 2010; Halle 2016, S. 20; Blackburn et al. 2017, S. 265–266).

? **Gibt es Phasen, in denen Sie bewusst fasten (z. B. intermittierendes Fasten, Fastenkuren, Dinner Cancelling)?**
- Ja, regelmäßig +4
- Ja, selten +2
- Nein 0

3.4.4.5 Ungesüßte Getränke

Der menschliche Körper besteht zu 75 % aus Wasser. Da er dieses nicht bevorraten kann, ist eine ausreichende Flüssigkeitszufuhr essenziell. Blut- und Zelldruck sind auf ausreichend Flüssigkeit angewiesen, um gut arbeiten zu können. Wasser hilft gegen Müdigkeit, Kopfschmerzen und macht in den richtigen Mengen fit. Flüssigkeitsverluste von 2 % vermindern die körperliche und geistige Leistungsfähigkeit bereits deutlich.

Das Durstgefühl kann als Indikator für die Trinkmenge nicht zuverlässig verwendet werden, da es im Alter und in Stresssituationen nachlässt (Popkin et al. 2010).

Die DGE empfiehlt mindestens 1,5 Liter Flüssigkeit über Wasser oder andere energiearme Getränke pro Tag zu konsumieren (DGE 2017b).

? **Wie viel ungesüßte Getränke (z. B. Wasser, Kaffee, Tee) trinken Sie durchschnittlich pro Tag?**
- Weniger als 1,5 Liter 0
- Mehr als 1,5 Liter +2

3.4.4.6 Zuckerhaltige Getränke

Viel Trinken ist, wie bereits dargestellt, für die Leistungsfähigkeit von essenzieller Bedeutung. Trotzdem liegt der subjektive Eindruck nahe, dass nur wenige Arbeitgeber ihren Mitarbeitern kostenlose Getränke, zumindest Wasser zur Verfügung stellen, obwohl damit langfristig die Leistungsfähigkeit positiv beeinflusst werden kann. Jedoch ist nicht nur die Menge von Bedeutung, sondern auch das Getränk an sich. Viele Getränke enthalten Zucker, die unbemerkt zu einer erhöhten Tageskalorienbilanz beitragen können. Zudem führt der schnell verfügbare Zucker in Getränken wie in Softdrinks zu Glucosespitzen und Insulinausschüttung, woraus anschließende Ermüdung und Leistungseinbußen am Arbeitsplatz resultieren können. Anders als beim Essen von Obst, enthalten Säfte keine Fasern, die verdaut werden müssen, weshalb der Zucker ebenfalls rasch aufgenommen wird. Über eine längere Dauer können Stoffwechselstörungen und Insulinresistenzen, oxidativer Stress und Entzündungen resultieren. Diese Entwicklungen wiederum können eine Telomerverkürzung begünstigen (Lee et al. 2015).

Leung et al. (2014) fanden heraus, dass Menschen, die täglich 0,6 Liter zuckerhaltige Limonade trinken, verkürzte Telomere, entsprechend einer Alterung von 4,6 Jahren, hatten. 0,24 Liter Limonade pro Tag ließen die Probanden um durchschnittlich zwei Jahre altern. Nach Blackburn et al. ist dieser Alterungseffekt der Telomerverkürzung mit dem des Rauchens vergleichbar (Blackburn et al. 2017, S. 284). Diese Erkenntnisse werden bei der weiteren Frage zum Trinkverhalten umgesetzt.

? **Wie viel gesüßte Getränke (z. B. Limonade, Säfte oder Saftschorlen, gesüßter Kaffee, Energydrinks) nehmen Sie durchschnittlich pro Tag zu sich?**
  - Mehr als 0,6 Liter –2
  - Mehr als 0,24 Liter –1
  - Keine 0

3.4.4.7 BMI

Grundsätzlich wird von Gesundheits- und Ernährungsexperten eine ausgewogene Energiebilanz empfohlen. Das bedeutet, dass die tägliche Energiezufuhr in Kalorien mit dem täglichen Energieverbrauch im Gleichgewicht steht (Voelpel und Fischer 2015, S. 38). Männer verbrauchen etwa 2200 kcal am Tag, Frauen etwa 1900. Durch die ausgeglichene Energiebilanz sollen Übergewicht und Fettansammlungen im Körper vermieden werden. In der Berufswelt begünstigen Entwicklungen, wie die Reduzierung von körperlicher Arbeitstätigkeit, sowie ein kalorienreiches Essensangebot in Kantinen, die Entstehung (Gola 2005a, S. 67 f.; Zeit Online 2010).

Eine Möglichkeit zur Klassifizierung von Übergewicht bietet der Body-Mass-Index (BMI) (Körpergewicht [kg]/(Körpergröße [m])^2). Die Deutsche Adipositas Gesellschaft (DAG) und weitere deutsche Gesellschaften übernehmen die Klassifikation der WHO (2000) zur Einteilung von Übergewicht. Die WHO definiert Übergewicht ab einem BMI von 25 kg/m^2. Der BMI Bereich zwischen 25–29,9 kg/m^2 wird als Präadipositas und der ab 30 kg/m^2 als Adipositas bezeichnet (siehe ◘ Abb. 3.6).

Die Zahl der Übergewichtigen weltweit und in Deutschland nimmt weiterhin zu. Laut Ezzati waren weltweit 10,8 % aller Männer und 14,9 % aller Frauen im Jahr 2014 übergewichtig. 1975 traf das nur auf 3,2 % der Männer und 6,4 % der Frauen zu. Im Jahr 2014 lebten rund 641 Millionen adipöse Menschen. Das sind mehr als sechs Mal so viele wie Mitte der 1970er-Jahre (NCD- RisC 2016). Laut dem 13. Ernährungsbericht der DGE bezüglich der Übergewichtsentwicklung in Deutschland, sind 59 % der Männer und 37 % der Frauen in Deutschland übergewichtig (DGE 2017a).

Klassifikation von Adipositas			Diabetes-Risiko	
DAG, DDG, DGEM, WHO	**BMI (kg/m²)**	**Adipositas-klasse**	**Taille:** Männer ≤ 102 cm Frauen ≤ 88 cm	**Taille:** Männer > 102 cm Frauen > 88 cm
Untergewicht	< 18,5			
Normalgewicht	18,5 – 24,9			
Übergewicht	≥ 25,0 – 29,9			
Präadipositas	25,0 – 29,9		Erhöht	Hoch
Adipositas	30,0 – 34,9	I	Hoch	Sehr hoch
	35,0 – 39,9	II	Sehr hoch	Sehr hoch
	≥ 40	III	Extrem hoch	Extrem hoch

◘ **Abb. 3.6** Klassifikation von Adipositas und Diabetes-Risiko (nach WHO 2000). Eigene Darstellung

3

Der Einfluss von Übergewicht auf die Gesundheit und die Vitalität werden in der Wissenschaft unterschiedlich diskutiert. Mehrheitlich wird ein erhöhtes Körpergewicht mit dem Risiko einer Entwicklung von altersassoziierten Krankheiten in Verbindung gebracht. Diese sind z. B. kardiovaskuläre Krankheiten (Assmann et al. 2002), Diabetes Typ II, Muskel-Skelett-Krankheiten, Atemwegserkrankungen und einige Krebserkrankungen (Schneider 2005, S. 273). Zusätzlich kann erhöhtes Körpergewicht die Lebenserwartung reduzieren. Peeters et al. (2003) kamen zu dem Ergebnis, dass die beobachteten Studienteilnehmer mit Adipositas im Alter zwischen 7,1 Jahren (Frauen) und 5,8 Jahren (Männer) an Lebenserwartung verloren, im Vergleich zu nicht adipösen Kontrollpersonen. Die WHO nennt Übergewicht als zentralen, die Lebenserwartung senkenden Faktor und nimmt den BMI als zentralen Gesundheitsindikator auf (WHO 2000).

Muezzinler et al. (2014) erkannten, dass ein hoher BMI durch Fettleibigkeit die Telomere und damit das Lebensalter der Zellen reduziert. Ein leichtes Defizit, d. h. eine leichte Unterernährung, zeigt wiederum eine lebensverlängernde Wirkung bzw. eine Reduzierung von typischen Erkrankungen des Alters (siehe ► 3.4.4.4).

Auf der anderen Seite zeigen Reviews von Flegal et al. (2013), dass leichtes Übergewicht mit einem BMI zwischen 25 und 30 ein längeres Leben bedeuten. Menschen mit einem etwas dickeren Bauch hatten hier eine längere Lebenserwartung. Dieser Effekt änderte sich auch nicht, wenn man andere Erkrankungen und die Lebensweise der Übergewichtigen wie Rauchen betrachtet. Erst bei stark Fettleibigen (BMI von mehr als 30) stieg das Sterberisiko im Vergleich um 29 % an. Auch Blackburn et al. (2017, S. 254) unterstützen neue Erkenntnisse, die die Gefahr von Übergewicht abmildern.

Der BMI wird insgesamt häufig verwendet, um gesundheitliche Risikofaktoren wie Übergewicht und Fitnesszustand abzuschätzen, insbesondere, wenn klinische Untersuchungen nicht möglich sind. Er ist in Fragebogen zur Bestimmung des biologischen Alters ebenfalls gängig.

❓ Wie hoch ist Ihr Body-Mass-Index (BMI)?
- Kleiner als 25 0
- 25–30 −1
- Größer als 30 −3

Beim *Biotality-Index* erfolgt die Zuordnung der Punkte auf Grundlage des Verständnisses, dass ein höherer BMI mehr Risiko für kardiovaskuläre Erkrankungen und weitere pathophysiologische Alterungsprozesse darstellt und somit schneller altern lässt. Ziel ist daher das Normalgewicht.

3.4.4.8 Taillenumfang

Viel bedeutender als das Körpergewicht als Zahl zur Ausbildung des metabolischen Syndroms sei den Altersexperten nach die Gesundheit des Stoffwechsels, die sich im Körperfettanteil abzeichnet. Insbesondere das viszerale Fett, das sich im Bauchraum und um die inneren Organe ablagert, kann den Stoffwechsel stark stören und Alterungsprozesse beschleunigen. Diese Zellen produzieren Fettsäuren, die im Blutkreislauf zirkulieren und die Insulinresistenz verursachen (Blackburn et al. 2017, S. 255–260). Die Körperzusammensetzung bei Übergewichtigen ist somit ein Zustand von verstärktem oxidativen Stress und Entzündungen, die wiederum die Telomere beeinflussen (Pou et al. 2007; Farzaneh-Far et al. 2010). Nach Barth haben der Bauchumfang und das Bauchfett in den letzten Jahren extrem zugenommen (Barth 2009, S. 54).

Der BMI vernachlässigt jedoch die Gewebszusammensetzung wie Körperfettanteil und Muskelmassenanteil (Gola 2005a, S. 66). Die Messung des abdominalen Fetts kann über die Messung des Taillenumfangs erfolgen. Dieser berücksichtigt z. B. diejenigen, die zwar einen Bauch, aber kein hohes Körpergewicht und bei der BMI-Bestimmung in den günstigen Normalgewichts-Bereich fallen würden. Feller et al. erkannten eine positive Beziehung zwischen Taillenumfang und dem Diabetesrisiko auch bei Personen mit Unter- oder Normalgewicht (BMI < 25) (Feller et al. 2010).

Farzaneh-Far et al. (2010) stellten fest, dass erhöhtes Bauchfett, gemessen durch den Taillenumfang, die Telomere verkürzen lässt. Sie fanden in ihrer Studie ferner keine Korrelation zwischen BMI und Telomerlänge, weshalb sie davon ausgehen, dass der biologische Effekt in erster Linie über den erhöhten Bauchumfang geht.

Für eine genaue Risikoeinschätzung von altersassoziierten Krankheiten raten Experten, neben dem BMI die zusätzliche Messung des Taillenumfangs durchführen zu lassen.

? Wie ist Ihr Taillenumfang?
— Frau:
  — Kleiner als 80 cm 0
  — 80–88 cm −1
  — Größer als 88 cm −3
— Mann:
  — Kleiner als 94 cm 0
  — 94–102 cm −1
  — Größer als 102 cm +3

Die Auswertung berücksichtigt die Ergebnisse, dass das Diabetesrisiko mit steigendem Taillenumfang kontinuierlich wächst (Wang et al. 2005; Zhu et al. 2002).

3.4.5 Blutwerte

Pathologische Cholesterinwerte stellen Risikofaktoren für kardiovaskuläre Krankheiten dar, die den Alterungsprozess negativ begünstigen können. Etwa 70 % aller erhöhter Cholesterinspiegel (Hypercholesterinämien) sind Folge des Lebensstils oder Krankheiten. Sie werden als sekundäre Hypercholesterinämie bezeichnet. Zu den Ursachen zählen falsche und zu fettreiche Ernährung. Dabei werden zu viel gesättigte Fettsäuren, Transfettsäuren und Cholesterin zu sich genommen. Mehrfach ungesättigte Fettsäuren, Omega-3-Fettsäuren sowie Ballaststoffe hingegen werden zu wenig konsumiert. Dabei beeinflusst der Choleringehalt eines Nahrungsmittels den Cholesterinspiegel im Blut weniger als die Art und Menge der Nahrungsfette insgesamt. Die besonders kritischen Lebensmittel wurden bereits in ▶ 3.4.4.1 abgefragt.

Daneben können auch Krankheiten wie Diabetes, Alkoholabhängigkeit oder Schilddrüsenunterfunktion eine sekundäre Cholesterinämie verursachen.

Auf die 30 % genetisch bedingte Fettstoffwechselstörung (primäre oder familiäre Hypercholesterinämie) wird im Folgenden nicht eingegangen.

Das im Blut gemessene Cholesterin (Gesamtcholesterin) setzt sich aus verschiedenen Fraktionen zusammen. Im Wesentlichen sind dies LDL- und HDL-Cholesterin und die Triglyceride. Diese Verbindungen transportieren das Cholesterin von der Leber zu den verschiedenen Geweben bzw. von dort zur Leber zurück. Nach der PROCAM und IN-TERHEART-Studie sind die Cholesterinwerte LDL, HDL und Triglyceride drei von neun Risikofaktoren und werden deshalb im Folgenden im *Biotality-Index* berücksichtigt (Assmann et al. 2002; Yusuf et al. 2004).

3.4.5.1 LDL-Cholesterin

LDL-Cholesterin steht für „low density lipoprotein", einer Fett-Eiweiß-Verbindung geringer Dichte. Sie transportieren Cholesterin in die Zellen und lagern Überschüsse in Gefäßwänden ab. Das angelagerte LDL-Cholesterin oxidiert unter Sauerstoff und lockt bestimmte weiße Blutkörperchen, die Makrophagen, an. Das führt letztlich zu einer Entzündung des Endothels, dem Inneren der Gefäßwand. Durch das oxidierte LDL-Cholesterin und dem Entzündungsprozess in der Gefäßwand entsteht allmählich eine arteriosklerotische Plaque. Dabei besteht immer die Gefahr, dass die Oberfläche der Plaque einreißt. Wenn das passiert, setzen sich sofort Blutplättchen aus dem vorbeiströmenden Blut auf den Einriss und bilden einen großen Blutpfropf. Dieser kann das Gefäß akut verschließen und damit z. B., wenn ein Herzkranzgefäß betroffen ist, einen Herzinfarkt auslösen (Halle 2016, S. 33; Haffner et al. 1998).

Für das LDL-Cholesterin im Blut gilt folgender Richtwert: <130 mg/dl = 3,4 mmol/l
Dieser kann bei bestehenden Herz-Gefäßerkrankungen auch unterhalb angesiedelt sein.

? Wie hoch ist Ihr LDL- Cholesterin?
  - Größer als 190 mg/dl −8
  - 160–190 mg/dl −6
  - 130–159 mg/dl −4
  - Kleiner oder gleich 130 mg/dl 0
  - Nicht bekannt −4
  - Behandelt −2

Die Bepunktung der Antwortmöglichkeiten orientiert sich an der PROCAM- und IN-TERHEART-Studie, wie sie auch Halle 2016 verwendet.

Die Auswahlmöglichkeiten berücksichtigen auch, wenn der LDL-Cholesterinspiegel einem Mitarbeiter nicht bekannt ist. Die Punktzahl wird durch die in der Literatur gängige Annahme begründet, dass ein gesundheitsbewusster Mensch seine Werte über den ärztlichen Check-up bestimmen lässt und diese ggf. behandeln lässt. Ist dies nicht der Fall, kann von einem erhöhten gesundheitlichen Risiko ausgegangen werden.

3.4.5.2 HDL-Cholesterin

HDL steht für „high density lipoprotein" oder Lipoprotein hoher Dichte.

Die Hauptaufgabe des HDL-Cholesterins besteht darin, überschüssiges Cholesterin aus den peripheren Geweben, z. B. aus den Wänden von Blutgefäßen zurück zur Leber zu transportieren. Hier kann das Cholesterin dann in Gallensäure umgewandelt und so über die Gallenflüssigkeit ausgeschieden werden. Das HDL-Cholesterin ist daher essenziell, um den Cholesterinstoffwechsel im Gleichgewicht zu halten. Ein niedriger HDL-Cholesterinspiegel im Blut wird deswegen als ein Risikomarker für das Auftreten kardiovaskulärer Ereignisse angesehen. Klinische Studien belegen zudem, dass die Erhöhung des HDL-Cholesterins mit einem verlangsamten Fortschreiten, teilweise sogar mit einem Rückgang der Arteriosklerose einhergeht (Schneider 2005, S. 272–274).

Bezogen auf die biologische Alterung, stellten Chen et al. (2009) in einer multivarianten Regressionsanalyse einen Zusammenhang zwischen einem hohen HDL-Cholesterinwert und einer reduzierten Telomerlängenverkürzung fest, wobei der Effekt bei Frauen stärker zu sehen war als bei Männern. Dies schreiben sie dem anti-oxidativen und anti-entzündlichen Effekt, der vom HDL-Cholesterin ausgeht, zu.

Gegenwärtig finden sich in der Wissenschaft Diskussionen über die Funktionen des HDL-Cholesterins. Es kann, wie Professor Schunkert von der TU München erklärt, nicht davon ausgegangen werden, dass ein hoher HDL-Cholesterinwert automatisch mit einem erniedrigten kardiovaskulären Risiko einhergeht. Vielmehr zeigen neuere Untersuchungen, dass Menschen mit genetisch bedingten hohen HDL-Cholesterinwerten auch Herz-Kreislauf-Krankheiten erleiden können (Schunkert et al. 2016).

Besser scheint für die Einschätzung des kardiovaskulären Risikos die Bestimmung des Triglyceridwertes zu sein.

Triglyceride (auch Neutralfette genannt) sind natürlich vorkommende Fette. Sie machen mit über 95 % den Hauptbestandteil der Körper- und Nahrungsfette aus. Neben der direkten Aufnahme über die Nahrung, kann der Körper diese auch selbst produzieren. Zum Beispiel kann Alkohol die Neubildung von Triglyceriden in der Leber fördern. Gebunden an Lipoproteine schwimmen sie durch die Blutgefäße zu den Fettdepots, bei denen sie als Energiereserven abgespeichert werden. Erhöhte Triglyceriwerte stellen ein Risiko dar, da sie die Bildung von Thrombosen oder eine Arteriosklerose der Blutgefäße fördern können. Neueren Studien zufolge gelten sie nach dem LDL-Cholesterin als der zweitwichtigste Risikofaktor für Herz-Gefäß-Krankheiten.

Jedoch kann die einmalige Bestimmung der Triglyceride im Blut aufgrund von Schwankungen keine zuverlässige Aussage liefern. Er steigt bspw. nach dem Essen, sinkt hingegen bei sportlichen Aktivitäten. Schunkert fügt hinzu, dass es zwischen der Konzentration von HDL-Cholesterin und Triglyzeride einen Zusammenhang gibt. Ist das HDL-Cholesterin erhöht, zeigt sich im Durchschnitt auch ein niedriger Triglyzeridwert. Umgekehrt führt die Koppelung bei niedrigen HDL-Cholesterinwerten zu erhöhten Triglyzeridwerten.

Die Bestimmung des HDL-Cholesterins zeigt somit das Risiko von kardiovaskulären Krankheiten besser an, während den Triglyceriden die schädigende Wirkung zugeschrieben wird. Daher wird beim *Biotality-Index* der HDL-Cholesterinwert abgefragt.

Der Richtwert für den HDL-Cholesterinwert im Blut liegt bei mindestens 40 mg/dl = 1 mmol/l.

❓ Wie hoch ist Ihr HDL-Cholesterin?
- Größer als 60 mg/dl +4
- 50–60 mg/dl +2
- 40–49 mg/dl 0
- Kleiner als 40 mg/dl −4
- Nicht bekannt −2

Die Punkteverteilung orientiert sich analog zum LDL-Cholesterin an der PROCAM Studie. Auch hier wird angenommen, dass die gesundheitsbewusste Person diese im Rahmen seines Check-ups bestimmen lässt und daher mehr für seine Gesundheit und Vitalität sorgt.

3

3.4.6 Schlaf

Schlafen gehört als unbewusster Prozess zu den biologischen Grundfunktionen. Die Funktionen des Schlafes sind vielfältig und in der Wissenschaft noch nicht gänzlich geklärt. Zu den gesicherten Prozessen gehört eine entmüdende Wirkung durch Schlaf. Zusätzlich finden, angesteuert von Hormonen und Neurotransmitter, lebenswichtige Prozesse, wie Verknüpfung von Nervenzellen, Zellregeneration, Stärkung des Immunsystems und Wachstum statt. Auch eine geistige Erholung erfolgt durch die Traumphasen, die beim gesunden Menschen bei jedem längeren Schlaf stattfinden (Krueger et al. 2016). Für die Vitalität leistet Schlaf daher einen wesentlichen Beitrag. Umgekehrt führt ein nicht ausreichendes Schlafverhalten zu Funktions- und Gesundheitsstörungen. Aufzuführen sind unter anderem ein schwächeres Immunsystem, ein erhöhtes Risiko für Herz-Kreislauf- und Stoffwechsel-Erkrankungen, sowie psychische Störungen, insbesondere der Depression, welche das biologische Alter beeinflussen können (DAK 2017, S. 96).

In der International Classification of Sleep Disorders (ICSD) spricht man von einer krankheitswertigen Störung, wenn zwei Kriterien erfüllt sind:
- Verminderte Schlafqualität länger als vier Wochen in mindestens drei Nächten
- Beschwerden und Leistungseinbußen am Tag durch nicht erholsamen Schlaf (DAK 2017, S. 39–42).

Nicht als Schlafstörung gilt eine vorübergehende Schlaflosigkeit über einige Nächte. Diese Definition bildet die Grundlage für die Fragestellung im *Biotality-Index.*

Laut des DAK-Gesundheitsberichts 2017 gaben 80 % der 5200 befragten Erwachsenen zwischen 18 und 65 Jahren an, dass sie häufig Probleme mit dem Ein- oder Durchschlafen haben. Wobei es unter den Berufstätigen zwischen 35 und 65 Jahren zu einer Zunahme um 66 % innerhalb der letzten sieben Jahre kam. Etwa jeder Zehnte ist von chronischen insomnischen Beschwerden wie Einschlafstörungen, Durchschlafstörungen oder nicht erholsamer Schlaf betroffen. Das sind 60 % mehr als 2010. Auch die Einnahme von Schlafmedikamenten bei Berufstätigen stieg im Vergleich vor sieben Jahren doppelt so hoch an (DAK 2017, S. 32, 109, 119, 122). Als Ursachen für die zunehmenden, nichtorganischen Schlafprobleme werden im DAK-Report die hohe Arbeitsbelastung, das Gefühl der ständigen Erreichbarkeit, Schichtarbeit, sowie die steigende Mediennutzung genannt. Etwa jeder Achte kümmert sich spätabends noch um dienstliche Dinge wie E-Mails oder die Planung des nächsten Arbeitstages. 83 % der Erwerbstätigen schauen vor dem Einschlafen Filme und Serien, 68 % erledigen private Angelegenheiten an Laptop oder Smartphone (DAK 2017, S. 89–95). 36–40 % aller Smartphonebesitzer nutzen dieses Medium noch fünf Minuten vor dem Schlafen und fünf Minuten nach dem Aufwachen. Durch die geistig-emotionale Aktivität durch das elektronische Gerät in Bettnähe kommt es zur Anspannung, die erholsamen Schlaf verhindert. Akerstedt und Nilsson (2003); Ohayon et al. (2012) führen des Weiteren künstliche Beleuchtung und erhöhter Kaffeekonsum als Störquellen auf.

Insgesamt kommt es laut Schlafforscher Fietze zu einer Geringschätzung der Schlafbedeutung in der Gesellschaft. Doch die Auswirkungen von Schlafstörungen sind gravierend. Wie die Studie der Forschungsorganisation „RAND Europe" zeigt, führt ein permanentes Schlafdefizit durch Folgeerkrankungen zu mehr Fehltagen und geringerer Leistungsfähigkeit in der Arbeit. Auch mehr Unfälle im Straßenverkehr und am Arbeitsplatz können folgen. Der Studie zufolge verlieren Unternehmen in Deutschland jedes Jahr 200.000 Arbeitstage wegen des Schlafmangels ihrer Mitarbeiter. Ein müder Arbeitnehmer kostet die deutsche Wirtschaft jedes Jahr knapp 57 Milliarden Euro (Hafner et al. 2016).

3.4.6.1 Schlaflänge

Die US-amerikanische National Health Foundation hat 2014 im „Sleep Journal" neue Richtlinien zur Schlaflänge veröffentlicht. Demnach gelten in der Medizin je nach Lebensalter etwa sieben bis neun Stunden Schlaf pro Nacht als empfehlenswert. Die Richtlinien gelten für gesunde Menschen ohne Schlafstörungen. Die Forscher konstatieren, dass es individuelle (teilweise genetische) Unterschiede beim Schlafbedürfnis gibt, weshalb sie je Lebensalter eine Zeitspanne angeben. Diese zeigt, wie weit sich Individuen von den vorgegebenen Empfehlungen entfernen können. Menschen, die jedoch aus Gewohnheit außerhalb der vorgesehenen Zeitspannen schlafen, können die oben aufgeführten gesundheitlichen Beschwerden entwickeln und das biologische Alter negativ beeinflussen. Nach den Forschern erhöht sich insgesamt das Sterberisiko für Menschen, die regelmäßig weniger als sechs Stunden schlafen um 13 %, da Verbindungen zu Adipositas und Herz-Kreislauf-Erkrankungen bestehen, also zu Krankheiten, die wie bereits gezeigt wurde, das biologische Alter erhöhen können.

Studien zeigen in Bezug auf Alterungsprozesse eine Verbindung von Schlafdauer und Telomerlängen, die als Biomarker des biologischen Alters und als Alterungsmechanismus gelten.

Jackowska et al. (2012) konnten in ihrer Studie einen linearen Zusammenhang zwischen der Schlafdauer bei Männern und der Länge der Telomere feststellen. Bei Männern, die im Durchschnitt weniger als fünf Stunden schlafen, waren diese 6 % kürzer, im Vergleich zu Männern mit sieben Stunden Schlaf. Kürzere Schlafdauer und Telomerlängen werden wiederum mit Entzündungen und oxidativen Stress in Verbindung gebracht (Jackowska et al. 2012, S. 3) und beeinflussen so das biologische Alter. Hier muss jedoch das durchschnittlich hohe Probandenalter (63,3 Jahre) bei der Interpretation mitberücksichtigt werden.

Auch bei Frauen konnte eine Verbindung zwischen einer verkürzten Schlafdauer und kürzeren Telomerenden festgestellt werden. Dieser Zusammenhang trat insbesondere bei Probandinnen, die jünger als 50 Jahre waren, in Erscheinung, also bei Frauen im erwerbsfähigen Alter (Liang et al. 2011).

❷ Wie lange schlafen Sie durchschnittlich pro Nacht?
- Weniger als sieben Stunden −2
- Etwa sieben Stunden 0
- Mehr als sieben Stunden +2

3.4.6.2 Schlafqualität

Neben der Schlafdauer, die wie bereits aufgeführt sehr unterschiedlich sein kann und sich im Leben verändert, spielt vor allem die Schlafqualität eine große Rolle bei der Leistungsfähigkeit und dem Wohlbefinden. In der Wissenschaft gilt der Schlaf als ausreichend, der einen morgens wach, fit, konzentrationsfähig, emotional ausgeglichen und erholt fühlen lässt. Cribbet et al. (2014) untersuchten den Zusammenhang zwischen der subjektiven Schlafqualität über den Pittsburgh Sleep Quality Index (PSQI) und der Länge von Telomeren bei Immunzellen. Sie entdeckten einen signifikanten Zusammenhang zwischen der Schlafqualität und der Telomerlänge.

Aus dem DAK-Report 2017 kann ferner entnommen werden, dass sich nur wenige Deutsche wegen ihrer schlechter Schlafqualität medizinisch beraten lassen. 2016 waren es gerade einmal 4,8 % der Erwerbstätigen, die wegen Ein- und Durchschlafstörungen, schlechter Schlafqualität und Tagesmüdigkeit medizinische Hilfe suchten. Selbst von den

Insomnie-Betroffenen gehen höchstens 30 % zum Arzt (DAK 2017, S. 101). Der *Biotality-Index* könnte hierbei einen Beitrag im Sinne einer Sensibilisierung leisten.

Aufbauend auf dem derzeitigen wissenschaftlichen Stand, befragt der *Biotality-Index* die zur Schlafstörung vorliegenden Kriterien der ICSD ab.

> **❓ Wie würden Sie insgesamt die Qualität Ihres Schlafes im Sinne von Erholung während der letzten vier Wochen beurteilen?**
> - Sehr gut +3
> - Gut +1
> - Schlecht −1
> - Sehr schlecht −3

Da für Schafstörungen meist psychischer Stress oder Schichtdienst der Auslöser ist und diese in der Dimension Stress berücksichtigt wird, soll im *Biotality-Index* die Schlafdauer abgefragt werden. Zudem kann bei der Quantitätsabfrage durch Studienergebnisse eine sinnvollere Antwortmöglichkeit gewählt werden.

3.4.7 Suchtmittel

Sucht wird in der Medizin als Abhängigkeit beschrieben. Diese Abhängigkeit wird als unabweisbares Verlangen nach einem bestimmten Gefühls-, Erlebnis- und Bewusstseinszustand definiert, das die freie Entfaltung der Persönlichkeit und sozialer Bindungen stört (FDR 2006, S. 31–32). Die WHO erklärt diese Abhängigkeit als *„unbezwingbares, gieriges und seelisches Verlangen, mit der Einnahme [einer] Droge fortzufahren (WHO 1985"* (Krausz et al. 2005, S. 484).

Des Weiteren wird zwischen substanzgebundener und substanzungebundener Abhängigkeit unterschieden.

Eine Sucht kann durch unterschiedliche Faktoren entstehen. Neben privaten Gründen, lassen sich nach INQA auch Risikofaktoren im Betrieb finden, die potenziell suchtgefährdend sein können. So können hoher Leistungs- und Konkurrenzdruck, schlechte Arbeitsbedingungen, Mobbing, Über- oder Unterforderung eine Abhängigkeitsentstehung begünstigen. Die unterschiedlichen Süchte verursachen nicht nur persönliches Leid, sondern bergen auch ein Risikopotenzial für das Arbeits- und Betriebsklima, sowie die Sicherheit am Arbeitsplatz (INQA 2014, S. 102, 106).

Um Suchtgefährdungen im Betrieb vorzubeugen, werden Strategien der Prävention und der Gesundheitsförderung verbunden. So werden Maßnahmen implementiert, die der Einschränkung des Suchtmittelkonsums und der Verringerung von Risiken am Arbeitsplatz dienen.

Zusätzlich kann durch die Stärkung persönlicher und sozialer Fähigkeiten, wie z. B. durch Seminare, Suchtverhalten vorgebeugt werden. Betriebe und Unternehmen unterstützen aktiv, dass ihre Mitarbeiter verantwortungsbewusste Einstellungen und Verhaltensweisen entwickeln. Trotz einiger Erfolge der durchgeführten betrieblichen Suchtpräventionsprogramme, wird weitere Unterstützung als zielführend erachtet (DHS 2011).

Im den *Biotality-Index* werden die zum biologischen Alter relevanten und zugleich häufig vorkommenden Abhängigkeiten betrachtet. Deshalb werden Tabakabhängigkeit in Form von Rauchen, Alkoholabhängigkeit und Internetsucht im Folgenden vorgestellt (siehe ◼ Abb. 3.7).

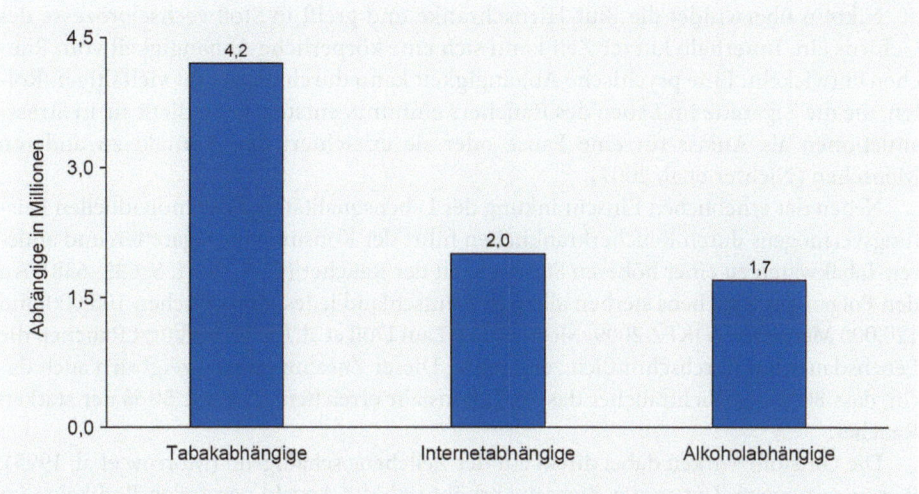

□ **Abb. 3.7**   Anzahl Tabak-, Internet-, Alkoholabhängige in Deutschland. Eigene Darstellung

3.4.7.1 **Rauchen**

Zu der substanzgebundenen Abhängigkeit ist die Nikotinsucht, in Form von Rauchen, die häufigste in Deutschland. Ein knappes Drittel der Erwachsenen in Deutschland raucht laut des RKIs, wobei etwa 27,0 % der Männer und 20,8 % der Frauen zur Zigarette und anderen Tabakwaren greifen. Insbesondere jüngere Erwachsene (18–29 Jahre) rauchen häufiger. Die Rauchquote ist seit 2003 insgesamt etwas rückläufig (RKI 2017b). Auch der Verbrauch von Zigaretten und von Feinschnitt hat 2016 laut dem Jahrbuch Sucht 2017 der DHS abgenommen, der Konsum von Pfeifentabak hat 2016 im Vergleich zum Vorjahr allerdings deutlich zugenommen (DHS 2017).

Personen, die pro Tag 20 und mehr Zigaretten rauchen, gelten gemäß einem Standard der WHO (2014, S. 256, S. 550) als starke Raucher. Ungefähr 1/4 der Rauchenden in Deutschland fällt laut der Studie des RKIs in diese Kategorie (RKI 2013b, S. 804).

Zahlreiche Studien haben die pathogene Bedeutung des Rauchens durch die Auswirkungen der mehr als 90 im Zigarettenrauch enthaltenen kanzerogenen Substanzen bewiesen (Hoffmann und Wynder 1986; DKFZ 2009, S. 18). Diese krebserregenden Stoffe werden zusammen mit Nikotin und Kohlenmonoxyd über die Lunge aufgenommen und verteilen sich im gesamten Körper. Sie sind für die Entstehung von zahlreichen schwerwiegenden und potenziell tödlich verlaufenden Krankheiten, wie Herz-Kreislauf-, Atemwegs- und Krebserkrankungen verantwortlich. Laut der INTERHEART-Studie gehen von den neun untersuchten Risikofaktoren zur Entstehung eines Herzinfarktes, 2/3 der Herzinfarkte auf Rauchen und erhöhte Blutfette zurück. Dabei steigt das Risiko linear an. Die Ergebnisse der Studie bestätigen, dass es beim Rauchen als Risikofaktor für kardiovaskuläre Erkrankungen keinen Schwellenwert bzw. kein „sicheres" Rauchen gibt (Yusuf et al. 2004). Stark abhängige Vielraucher sind besonders gefährdet für die oben genannten tabakbedingten Krankheiten. Das Risiko für diese Krankheiten steigt aber auch mit der Zahl der Jahre, in denen geraucht wurde. Wer über viele Jahre hinweg täglich nur wenige Zigaretten raucht, schadet seiner Gesundheit daher nicht weniger als einer, der über kurze Zeit sehr viel Tabak konsumiert (DKV 2011). Diese Erkenntnisse werden bei der Fragestellung des *Biotality-Index* berücksichtigt.

3

Nikotin überwindet die Blut-Hirnschranke und greift in Stoffwechselprozesse des Gehirns ein. Innerhalb kurzer Zeit kann sich eine körperliche Abhängigkeit vom Rauchen entwickeln. Eine psychische Abhängigkeit kann durch die die oft vielfältigen Rollen, die die Zigarette im Leben des Rauchers einnimmt, entstehen. So dient sie in Stresssituationen als Anlass für eine Pause oder sie erleichtert den Kontakt zu anderen Menschen (Nichter et al. 2007).

Neben der erheblichen Einschränkung der Lebensqualität und des individuellen Leistungsvermögens durch Raucherkrankheiten führt der Konsum von Zigaretten und anderen Tabakwaren zu einer höheren Sterblichkeit der Raucher (CDC 2014, S. 633–638). An den Folgen des Rauchens sterben allein in Deutschland jedes Jahr zwischen 100.000 und 120.000 Menschen (DKFZ 2009; Mons 2011); Laut Doll et al. (2004) verkürzt Rauchen die Lebensdauer um durchschnittlich zehn Jahre. Dieser Zusammenhang zeigt sich auch darin, dass 80 % der Nichtraucher das 70. Lebensjahr erreichen, aber nur 50 % der starken Raucher.

Die Giftstoffe wirken dabei direkt auf der Zellebene schädigend (Morrow et al. 1995). Bereits mit einem Zug an der Zigarette erhöht sich die Anzahl von freien Radikalen im Blut auf 500 Billionen Radikale (Blackburn et al. 2017, S. 216). Diese freien Radikale beschleunigen, wie bereits aufgeführt, den Alterungsprozess.

Der Effekt des Rauchens wird auch an den Telomeren, dem tatsächlichen Maß für Gesundheit im Körper des Mitarbeiters, merkbar. Forscher wie Babizhayev et al. (2011) oder Parks et al. (2011) stellten eine Verkürzung der Telomere bei Rauchern fest. Valdes et al. (2005) konkretisieren diese Verkürzung derart, dass eine Packung Zigaretten pro Tag die Telomere pro Jahr um 18 % verkürzt. Zudem stellten sie eine Dosis-Wirkungs-Beziehung fest, derart, dass eine steigende Anzahl an Zigaretten die Telomere linear verkürzt. In 40 Jahren Raucherkarriere summiert sich dies auf 7,4 Jahre vorzeitige biologische Alterung. Auch für Halle ist Rauchen der „[...] Beschleunigungsfaktor Nummer eins für den Alterungsprozess [...]" (Halle 2016, S. 70). Vereinzelte Studien, wie Ehrlenbach et al. (2009) konnten keinen signifikanten Effekt von Rauchen auf die Telomerlänge feststellen. Sie schreiben dieses Ergebnis unter anderem dem Studiendesign zu.

Neben dem individuellen Gesundheitsrisiko führt Rauchen auch auf gesellschaftlicher Ebene zu einem erhöhten Versorgungsbedarf und Produktionsausfällen infolge von Krankschreibung und Erwerbsunfähigkeiten. Die Kosten, die durch tabakbedingte Krankheiten und Todesfälle entstehen, werden auf bis zu 21 Milliarden Euro pro Jahr geschätzt. Von dieser Summe sind ungefähr 1/3 direkte Kosten für das Gesundheitswesen, etwa 2/3 stellen sogenannte indirekte Kosten dar, wie bspw. Ausfälle bei der Produktion und Frühverrentungen (Neubauer et al. 2006).

Der *Biotality-Index* fragt nach dem Rauchstatus und unterscheidet bei den Antwortmöglichkeiten zwischen dem jetzigen Raucher, dem Nicht-Raucher und dem Ex-Raucher. Gemäß des beschriebenen gesundheitlichen Risikos wird bei aktuell Rauchenden noch zwischen leichten Rauchern und starken Rauchern unterschieden.

❓ Rauchen Sie, oder haben Sie jemals geraucht?

- Nein 0
- Nein, aber ich habe früher geraucht −2
- Ja, aber weniger als fünf Zigaretten pro Tag −4
- Ja, bis zu 20 Zigaretten pro Tag −6
- Ja, mehr als 20 Zigaretten pro Tag −8

Die Bepunktung basiert größtenteils auf der Skalierung der INTERHEART-Studie. Ex-Raucher können durch einen rechtzeitig einsetzenden Verzicht die schädigenden Auswirkungen bis zu einem gewissen Grad rückgängig machen. Der Konsumstopp verbessert die Zellenfunktion signifikant (Benhamou et al. 1989), sodass nach einem Jahr das Risiko von Erkrankungen der Herzkranzgefäße halb so groß wie bei Rauchern ist (ACS 2016).

3.4.7.2 Alkohol

Alkohol ist das am häufigsten gebrauchte und missbrauchte Genussmittel in unseren Kulturkreisen und stellt einen sehr ambivalenten Stoff dar (Prokop 1996, S. 119). So kann Alkoholkonsum zu schwerwiegenden Problemen in Alltag, Beruf und Familie führen. Die gesundheitlichen Probleme lassen Alterungsvorgänge beschleunigen und die Lebenserwartung reduzieren (Prokop 1996, S. 120–123). 7,4 % der gesundheitlichen Störungen und vorzeitigen Todesfällen in Europa werden auf Alkohol zurückgeführt. Insbesondere bei jüngeren Männern steht eine hohe Zahl von Todesfällen in Zusammenhang mit riskantem Alkoholkonsum. Damit steht Alkohol an dritter Stelle als Ursache für vorzeitiges Sterben nach Tabakkonsum und Bluthochdruck (WHO 2012); Laut RKI (2014); WHO (2012) erhöht ein übermäßiger Alkoholkonsum das Risiko z. B. für Krebs, neurologische Störungen, Krankheiten des Herz-Kreislaufsystems, Störungen im Verdauungssystem und vor allem für Leberkrankheiten. Pathologische Lebererkrankungen sind deshalb häufig, da Alkohol in der Leber abgebaut wird. Übersteigt der Alkohol die Abbauleistung der Leber, wandelt der Körper diesen in Fett um. Die Leber verfettet und Entzündungen, sowie Leistungs- und Versorgungsengpässe treten auf. Alkohol ist deshalb ein Risikofaktor für viele Krebserkrankungen, da die Leber Kanzerogene im Blut bei Alkoholkonsum schlechter abbauen kann. Daneben begünstigt Alkohol auf Grund seines hohen Kaloriengehalts Übergewicht. Viele somatische und psychische Erkrankungen werden ebenfalls mit übermäßigem Alkoholkonsum in Verbindung gebracht.

Neben dem indirekten Einfluss auf das Altern durch die entwickelten Krankheiten, werden auch direkt die Telomere verkürzt. Blackburne et al. gehen von einer Ursachen-Wirkungs-Beziehung von Alkohol und verkürzten Telomeren als Entzündungsreaktion aus (Blackburn et al. 2017, S. 101) und zitieren Pavanello et al. In ihrer Studie fanden sie 2011 einen signifikanten Zusammenhang zwischen Alkoholkonsum bei Alkoholabhängigen, definiert über eine Aufnahme von mehr als vier Gläsern und der Telomerlänge (Pavanello et al. 2011). Weischer et al. (2014) konnten hingegen keinen Effekt auf die Telomere feststellen.

Ferner beeinflusst der Alkoholkonsum auch im betrieblichen Setting die Arbeitsfähigkeit. Regelmäßig überhöhter Alkoholkonsum vermindert die Gedächtnis- und Konzentrationsfähigkeit, die Kritik- und Urteilsfähigkeit und später die Intelligenz dauerhaft. Gefahren drohen auch durch eine erhöhte Unfallgefahr (INQA 2014, S. 102).

Laut Singer greifen bereits kleine Mengen Alkohol die Schleimhautzellen von Mundhöhle, Speiseröhre und Magen an (Spiegel Online 2012); Laut DGE (2010) und den Dietary Guidelines for Americans (ODPHP 2016) gehen Männer ein geringes Risiko ein, wenn sie weniger als 20 oder 24 g reinen Alkohol am Tag trinken, das entspricht 1/4 l Wein oder 1/2 l Bier. Da Alkohol für Frauen besonders schädlich ist, gilt der Konsum bis 10 oder 12 g Alkohol pro Tag als verträglich, das einem kleinen Glas Bier oder Wein entspricht. Diese Richtwerte gelten wiederum nur für gesunde Erwachsene und nicht für Jugendliche. Singer fügt hinzu, dass es keine Dosis gibt, die unbedenklich ist. Auch

3

unterhalb dieser Schwelle ist der Alkoholkonsum zwar risikoarm, jedoch nicht risikofrei (Spiegel Online 2012). Bezogen auf die Gesundheitsschädigungen kann von einem Dosis-Wirkungs-Zusammenhang ausgegangen werden (WHO 2012).

Der Alkoholkonsum in Deutschland stagniert seit 2013. Mit einem pro Kopf Verbrauch von 9,7 l reinem Alkohol nimmt Deutschland einen Spitzenplatz im europäischen Vergleich ein (DHS 2011). In Deutschland haben mehr als 20 % einen riskanten Alkoholkonsum, d. h. sie trinken etwa 60 g Alkohol pro Tag, also mehr Flasche Wein am Tag (Spiegel Online 2012).

Die Alkoholabhängigkeit ist das größte Suchtproblem in Deutschland, wobei diese sich nicht einfach über eine bestimmte Menge in einem bestimmten Zeitabschnitt definieren lässt. Vielmehr ist es die komplette Ausrichtung des Stoffwechsels und des Verhaltens auf den Alkohol, ohne den der Einzelne nicht mehr richtig zu funktionieren scheint (dpa 2013). Weitere Symptome einer Alkoholsucht (F10.-) sind z. B. Vernachlässigung früherer Interessen zugunsten des Trinkens, Leugnen des Suchtverhaltens, zwanghafter Konsum, Toleranz gegenüber Alkohol und Entzugserscheinungen bei vermindertem Konsum (ICD-10 2017). Die dadurch bedingten sozialen und wirtschaftlichen Folgeschäden sind in absoluten Zahlen in Europa und den USA um ein Vielfaches höher als bei illegalen Drogen. Nach einer Kostenschätzung des RKIs verursachen alkoholassoziierte Krankheiten in Deutschland eine gesellschaftliche Last von jährlich ca. 20 Milliarden Euro (RKI 2014).

Auf der anderen Seite wird einem moderaten Alkoholkonsum, insbesondere von ein bis zwei Gläsern Wein pro Tag, ein gesundheitsförderlicher Effekt zugeschrieben. Studien, wie die INTERHEART-Studie, belegen, dass das Risiko für Herzinfarkt durch einen moderaten Alkoholkonsum gesenkt werden kann (Yusuf et al. 2004; Ärztezeitung 2000). Wissenschaftler sehen den Grund in den gefäßerweiternden und gefäßschützenden Inhaltstoffen. Dadurch kommt es seltener zu Ablagerungen, welche die Gefäße verengen und zum Infarkt führen können. Des Weiteren kann ein mäßiger Alkoholkonsum die Blutfette günstig verändern (Hartung 1983). Durch die Alkohollöslichkeit des pathogenen LDL-Cholesterins wird dessen Ablagerung in der Gefäßwand verhindert und so arteriosklerotischen Veränderungen vorgebeugt. Weitere Effekte sind eine Verbesserung der Insulinwirksamkeit. Zusätzlich verdünnt Alkohol das Blut stärker als andere Flüssigkeiten. Durch den erhöhten Blutfluss wird die Thrombozytenaggregation gehemmt und die Gefahr von Infarkten weiter gesenkt. Die PRIME-Studie bestätigte ebenfalls eine Assoziation von regelmäßigem moderaten Alkoholkonsum und niedrigem Risiko für Herz-Kreislauf-Krankheiten. Studienteilnehmer, die gelegentlich, dann aber sehr viel tranken („Binge-Drinker") hatten ein höheres Risiko (Ruidavets et al. 2010).

Insbesondere ein moderater Konsum von Wein gilt als gesundheitsfördernd. Er enthält, anders als Bier, mehr Antioxidantien, wie Flavonoide. Diese verlangsamen den Abbau von Stickstoffmonoxid im Blut, mindern inflammatorische Prozesse und wirken sich somit positiv auf den Gesundheitsstatus aus (Frankel et al. 1993; Ärztezeitung online 2008). Jedoch sollten Studienergebnisse zum Weinkonsum kritisch betrachtet werden, da fraglich ist, ob nicht vielmehr die gesamte mediterrane Ernährung sich gesundheitlich günstig ausschlägt (Halle 2016, S. 108).

Experten sehen trotz aller günstigen Gefäßwirkungen überwiegen die negativen Auswirkungen von Alkohol (WHO 2012). Das RKI fügt diesbezüglich hinzu, dass moderater Alkoholkonsum nicht als allgemeingültige gesundheitsfördernde Maßnahme propagiert werden sollte (RKI 2014). Ein eindeutiger Zusammenhang zwischen moderaten Alkoholkonsum und Telomerlänge konnte zudem nicht eindeutig festgestellt werden (Blackburn et al. 2017, S. 276).

Die Erkenntnisse bei der Wirkung hinsichtlich Qualität und Quantität werden bei der Fragestellung und Auswertung berücksichtigt.

❓ Wie viel Alkohol trinken Sie?
- Frau:
  - Keinen 0
  - Maximal ein Glas Wein pro Tag +1
  - Mehr als ein Glas Wein oder Bier oder andere alkoholische Getränke im Allgemeinen in regelmäßigen Abständen −2
- Mann:
  - Keinen 0
  - Maximal zwei Gläser Wein pro Tag +1
  - Mehr als zwei Gläser Wein oder Bier oder andere alkoholische Getränke im Allgemeinen in regelmäßigen Abständen −2

3.4.7.3 Internetsucht

Durch den digitalen Fortschritt verkörpert das Internet eine Technologie, mit der gänzlich neuartige mediale Angebote entstanden sind (z. B. Online-Computerspiele, soziale Netzwerke, Online- Shopping) und weiterhin entstehen werden. Smartphone und Tablet erlauben inzwischen, dass Menschen ortsunabhängig rund um die Uhr online und erreichbar sind. Mit dieser omnipräsenten Faszination kam es in den letzten beiden Jahrzehnten zu einem steigenden Konsum des Internets. Dieser kann bei anfälligen Personengruppen zu einer exzessiven, suchtähnlichen Nutzung führen (Hayer und Rosenkranz 2011). Die Nutzung des Internets, z. B. über das Smartphone, beinhaltet neben dem funktionalen praktischen Aspekt, auch immer eine emotionale Komponente. Laut Experten sorgen unterbewusste Mechanismen für ein suchtähnliches Verlangen, das Mobiltelefon hinsichtlich des Eingangs einer positiven Überraschung, wie einer neuen Mitteilung, zu überprüfen (DAK 2016b). Laut der TK-Bewegungsstudie 2016 verbringen insbesondere Berufseinsteiger im Durchschnitt 3,1 Stunden pro Tag mit dem Konsumieren von verschiedenen Medien in ihrer Freizeit (TK 2016, S. 31). Dabei wird alleine das Smartphone ca. 80 Mal am Tag, d. h. alle zwölf Minuten aktiviert und insgesamt länger als zwei Stunden pro Tag genutzt (Montag et al. 2015).

In der Fachliteratur herrscht Uneinigkeit darüber, wie Störungen im Zusammenhang mit den Neuen Medien nosologisch zu fassen sind. Viele Forscher und Gremien, wie die Deutsche Gesellschaft für Psychiatrie, Psychotherapie und Nervenheilkunde (DGPPN), sehen die Internetsucht weltweit bereits als eigenständige psychische Störung an, die jeden treffen kann. Die Befürworter des substanzungebundenen Suchtansatzes begründen ihre Sichtweise mit phänomenologischen, symptomatologischen und neurowissenschaftlichen Argumenten.

Zwar existieren keine einheitlichen Diagnosekriterien, doch lassen sich nach Young (1999) Merkmale zur Einordnung einer Internetsucht feststellen. Symptome der Internetsucht weisen hohe Überschneidungen zu stoffgebundenen (chemischen) Abhängigkeitserkrankungen auf. Demnach erleben Betroffene einen dominierenden Drang („Craving"), online zu gehen. Das zunächst als positiv erlebte Verhalten lässt sich nicht mehr willentlich steuern (Kontrollverlust). Wird der Konsum verhindert, so erleben Süchtige darüber

3

hinaus aversive Zustände (Entzug), die sich auf vielerlei Weise manifestieren können, wie z. B. depressive Verstimmung, Reizbarkeit bis hin zu aggressiven Verhalten. Ferner berichten Betroffene, dem Verhalten mit steigender Häufigkeit und Intensität nachgehen zu müssen oder immer mehr Zeit für den Konsum zu investieren (Toleranzentwicklung). Das Verlieren von Zeitgefühl spielt beim dysfunktionalen Internetkonsum ebenfalls eine Rolle. Im Verlauf der Erkrankung kommt es bei den Betroffenen darüber hinaus zu schwerwiegenden Folgeerscheinungen, wie Einschränkungen des Sozialkontaktes und soziale Isolation (DAK 2016b). Häufig wird eine professionelle Beratung erst sehr spät und auf externen Druck hin oder infolge direkter negativer Konsequenzen (z. B. Arbeitslosigkeit, Verlust des Partners) in Anspruch genommen (Beard und Wolf 2001; Block 2008).

Die sogenannte PINTA-Studie der Drogenbeauftragten des Bundes im Ministerium für Gesundheit geht davon aus, dass in Deutschland bereits heute 560.000 Menschen internetabhängig sind. Mehr als zwei Millionen Deutsche gelten als gefährdete Nutzer, unter ihnen vor allem junge Erwachsene zwischen 14 und 24 Jahren (Müller et al. 2014). Eine Studie der DAK unter Rainer Thomasius kam zu weiteren Zahlenangaben zu jüngeren Betroffenen. Bei 4,7 % der Zwölf- bis 17-Jährigen hierzulande besteht ein erhöhtes Risiko für die Entwicklung einer Internetsucht. Jungen seien mit 5,6 % betroffen, Mädchen mit 3,9 % (DAK 2015).

Gegner eines Suchtkonzeptes sehen in dem Störungsbild entweder eine eindeutig abgrenzbare psychosomatische Erkrankung oder aber interpretieren die Belastungen der Betroffenen als Ausdruck einer anderen Primärerkrankung, wie z. B. Depressionen (Theodor te Wildt et al. 2010).

Daher ist Internetsucht bisher nicht offiziell als psychische Störung anerkannt, sondern wird als *„Abnorme Gewohnheit und Störung der Impulskontrolle, nicht näher bezeichnet"* (F63.9) klassifiziert (ICD-10 2017). Lediglich die Internetspielestörung („Internet Gaming Disorder") wurde 2013 im Diagnostic and Statistical Manual of Mental Disorders (DSM-5) als eigenständiges Störungsbild aufgenommen (Petry et al. 2015; Block 2008). Nach der DAK-Studie „Game over" erfüllen 8,4 % der Jungen und jungen Männer zwischen zwölf und 25 Jahren die Kriterien für eine Online-Spielsucht (DAK 2015).

Wie sich der exzessive Internetkonsum konkret auf das biologische Alter auswirkt, konnte zum derzeitigen Zeitpunkt nicht über Studien erschlossen werden. Eine Reihe von Studien konnte jedoch zeigen, dass pathologischer Internetgebrauch eine hohe Komorbidität mit anderen psychischen Störungen aufweist. Carli et al. (2011) stellen in ihrem Review fest, dass Internetsucht in einem signifikanten Zusammenhang insbesondere mit der Depression steht. Aber auch Komorbidität mit stoffgebunden Süchten wurden nachgewiesen (Korkeila et al. 2010). Wie bereits im theoretischen Hintergrund aufgeführt wurde und beim Parameter Depressionen noch erläutert wird, führen psychische Erkrankungen nachweislich zu einer Zellalterung, die sich durch das Reduzieren der Telomerlänge messen lässt. Daher kann davon ausgegangen werden, dass sich die Vitalität und das biologische Alter auch durch die Internetsucht reduzieren lassen. Wie im Parameter Schlaf bereits beschrieben, korreliert das Schlafverhalten mit dem Internetkonsum. Bei einer Internetsucht kommt es häufig zu Veränderungen des Schlaf-Wach-Rhythmus. Der mit der Störung einhergehende Erholungsmangel kann zu beruflichen Leistungseinbußen führen und insgesamt die Vitalität beeinträchtigen. Zudem kommt es zur Nicht-Beachtung der physischen und psychologischen Auswirkungen der Internetnutzung. Da so dem Betroffenen der Sinn und die Zeit für gesundheitsförderndes Verhalten fehlen, können Adipositas (Vandelanotte et al. 2009) und weitere gesundheitliche Risikofaktoren auftreten.

Die Fragestellung des *Biotality-Index* orientiert sich dabei an den bestehenden Testverfahren zur Diagnostik der Internetsucht. 14 Fragebogen aus den Jahren 1993–2011 konnten zur Bestimmung des Internetkonsums bei Heranwachsenden und Erwachsenen gefunden werden, bei denen eine Validität und Reliabilität abgeleitet werden konnte. Dabei traten in sämtlichen Fragebogen Fragen zum zwanghaften Gebrauch auf.

❓ Haben Sie bereits vergeblich versucht Ihre Internet-Nutzung zu kontrollieren, zu vermindern oder zu stoppen?
- Ja −1
- Nein +1

Bei der Auswertung wird, aufgrund des fehlenden, direkten kausalen Zusammenhangs, der Parameter Internetsucht in der Dimension Suchtverhalten geringer gewichtet als Rauchen und die Alkoholabhängigkeit.

3.4.8 Vorerkrankungen

Vorerkrankungen beeinflussen das biologische Alter maßgeblich. Insbesondere Bluthochdruck, Diabetes, Depressionen sowie das Erleiden eines Schlaganfalls und Herzinfarkts sind häufig und dadurch in der Wissenschaft stetig ein Thema. Chronische Erkrankungen sind für eine Vitalitäts- und Arbeitsleistungsabnahme bekannt (Collins et al. 2005).

3.4.8.1 Bluthochdruck

Der Blutdruck ist eine dynamische Größe, die sich auf die Anforderungen von unterschiedlichen Situationen anpassen kann. Gesteuert wird er dabei von einem abgestimmten System aus Hormonen, Gefäß- und Nervenaktionen. Der Sympathikus, ein Teil des vegetativen Nervensystems, steigert bei Bedarf, wie in akuten Stresssituationen oder bei körperlicher Arbeit, Kraft und Frequenz des Herzschlags. Muskeln werden stärker durchblutet und besser mit Sauerstoff versorgt. Gleichzeitig verengen sich die kleinen Blutgefäße. Binnen Sekundenbruchteilen kann sich so der Blutdruck erhöhen und eine schnelle Reaktion des Körpers wird ermöglicht. Nach einer Stresssituation wird unter Führung des Parasympathikus der Blutdruck wieder gesenkt.

Der Blutdruck verändert sich physiologisch mit zunehmendem Alter, insbesondere ab dem dritten Lebensjahrzehnt. Pöthig verwendet die Bestimmung des Blutdrucks als Biomarker des biologischen Alters. *„Die kompetente Blutdruckmessung gilt als einfachste und wahrscheinlich aussagekräftigste Anti-Aging-Untersuchung überhaupt."* (Kleine-Gunk 2005, S. 380).

Ein permanenter Bluthochdruck ist wegen seiner Folgeerkrankungen schädlich und kann das biologische Alter beeinflussen. Bluthochdruck entsteht durch beeinflussbare Größen, wie Übergewicht und hohe Stresswerte sowie genetische Disposition (Prokop 1996, S. 51). Auch die altersbedingten Einlagerungen von thrombogenen Stoffen an der Gefäßwand und die einhergehende Endotheldysfunktion lassen den Blutdruck auf ein ständiges Hoch steigen. Dadurch können das Herz und andere lebenswichtige Organe überlastet werden. Zudem setzt die Gefäßverkalkung früher ein und schreitet schneller fort. Dadurch steigt z. B. das Herzinfarkt- und Schlaganfallrisiko an. Laut der INTERHEART-Studie und Framingham Heart-Studie gilt Bluthochdruck als größter Risikofaktor (Assmann et al. 2002; Yusuf et al. 2004). Bluthochdruck, der über den Lebensstil resultiert, kann in Kombination

3

mit weiteren Risikofaktoren auftreten und das metabolische Syndrom begünstigen (Blackburn et al. 2017, S. 257).

Tellechea und Pirola (2017) überprüften in ihrem Review den Zusammenhang zwischen Bluthochdruck und der Telomerlänge in Leukozyten. Unter Ausschluss von Störgrößen kamen sie zu dem Ergebnis, dass es einen signifikanten Unterschied in der Telomerlänge bei 3.097 hypertensiven Patienten und 1.682 normaltensiven Kontrollpersonen gab. Personen mit Bluthochdruck hatten kürzere Telomere als Nicht-Bluthochdruckpersonen. Die Messung des Blutdrucks besteht aus zwei Größen. Die Systole, der Auswurfphase des Herzens, bei der sich die linke Herzkammer zusammenzieht und das Blut in die Aorta pumpt. Zugleich gelangt aus der rechten Herzkammer Blut in den Lungenkreislauf. Der Blutdruck ist zu diesem Zeitpunkt am höchsten. Anders dagegen die Diastole. Sie bezeichnet die Entspannungsphase der Herzkammern. Diese erweitern sich, um neues Blut hineinströmen zu lassen. Der gemessene Blutdruck ist in diesem Moment am niedrigsten. Neben der einmaligen Messung erfasst das ambulante Blutdruck-Monitoring (ABDM) eine automatische 24-Stunden-Messung des Blutdruckes mittels eines speziellen Messgerätes.

Die WHO und die Deutsche Hochdruckliga (DHL) haben dieselben Normwerte. Demnach hat der Blutdruck bei einem gesunden Menschen einen Wert von rund 120/80 mmHg. Ist der systolische Wert dauerhaft über 140–159 und/oder der diastolische über 90–99 mmHg, liegt nach Definition ein leichter Bluthochdruck bzw. ein Bluthochdruck Grad I vor. Eine schwere Hypertonie beginnt bei Werten ≤180 systolisch und/oder ≤110 mmHg diastolisch (WHO 2015; DHL 2015).

In Deutschland hat nach Studienergebnissen des RKIs fast jeder dritte Erwachsene (30,9 % der Frauen und 32,8 % der Männer) einen bekannten, ärztlich diagnostizierten Bluthochdruck. Die Prävalenz des bekannten Bluthochdrucks steigt mit zunehmendem Alter an. Fast 2/3 der 65-Jährigen und Älteren (63,8 % der Frauen und 65,1 % der Männer) haben einen bekannten Bluthochdruck (RKI 2017a).

Viele Betroffene sind sich ihrer höheren Blutdruckwerten und den damit einhergehenden Risiken jedoch nicht bewusst, da Bluthochdruck anfangs kaum Beschwerden bereitet. Ergebnisse des Projekts zur Stressassoziierten Hypertonie am Arbeitsplatz (STARLET) zeigen, dass den meisten Mitarbeitern ihre Hypertonie unbekannt war. Über 90 % waren gar nicht oder nicht ausreichend behandelt. Dabei hatten 64 % bei der ABDM einen Tagesmittelwert von über 135/85 mmHg und somit eine behandlungsbedürftigten Hypertonie. Betrachtet man die Tagesprofile, so zeigten sich Blutdruckspitzen während der Arbeit, was den Einfluss von Stressfaktoren in der Arbeit unterstreicht. Ferner ergab sich ein deutlicher Zusammenhang zwischen dem Mittelwert des Blutdrucktagesprofils und dem Risiko, einen Schlaganfall oder Herzinfarkt zu erleiden (Lüders et al. 2006).

Bluthochdruck ist mit Medikamenten gut behandelbar, zudem geht eine ärztliche Betreuung mit einem Anhalten zur Lebensstiloptimierung einher (Codd et al. 2013, S. 61). Deshalb wird eine betreute Hypertonie als weniger risikoreich betrachtet, als ein unbehandelter hoher Blutdruck.

? Wie hoch ist Ihr Blutdruck?
- Größer als 160 mm/Hg −6
- 140–160 mm/Hg −4
- 120–139 mm/Hg −2
- Kleiner als 120 mm/Hg 0
- Nicht bekannt −3
- Behandelt −2

3.4.8.2 **Diabetes mellitus**

Diabetes mellitus ist eine chronische Stoffwechselerkrankung, die in verschiedenen Formen auftritt. Der Typ I ist auf eine Funktionsstörung der Bauchspeicheldrüse zurückzuführen. Körpereigene Antikörper zerstören dabei die Insulin-produzierenden Zellen in der Bauchspeicheldrüse, sodass zu wenig oder gar kein Insulin mehr gebildet wird. Das Hormon Insulin hat die Aufgabe, den mit der Nahrung aufgenommenen Zucker aus dem Blut in die Zellen zu schleusen, die ihn zur Energiegewinnung benötigen. Bei Insulinmangel sammelt sich der Zucker im Blut an und der Blutzuckerspiegel steigt. Eine Insulinzufuhr von außen ist daher lebensnotwendig. 5 % aller Diabetesfälle gehören dem Typ I an. Mit rund 90 % aller Fälle ist der Typ II Diabetes häufiger. Laut RKI haben 7,2 % der Bevölkerung zwischen 18 und 79 Jahren diese Form ärztlich attestiert. Die Dunkelziffer liegt nach Experten deutlich darüber (RKI 2016). Er entsteht, neben einer genetischen Veranlagung, zum größten Teil durch einen ungesunden Lebensstil. Risikofaktoren wie Fehlernährung und einhergehendes Übergewicht sowie Bewegungsmangel führen durch verschiedene Mechanismen zu einem hohen Glukosespiegel und erhöhter Insulinausschüttung im Blut (Gallwitz 2005, S. 73–74). Die Insulinsekretionsleistung der Beta-Zellen im Pankreas werden durch die vorangegangene hohe Auslastung erschöpft, wodurch es zu einer erworbenen Insulinresistenz kommt. Die hohen Glukosekonzentrationen bleiben dadurch in den Blutgefäßen bestehen (Demissie et al. 2006). Erhöhte Blutzuckerwerte verursachen keine äußerlich bemerkbaren Beschwerden. Im Körperinneren schädigen sie jedoch langfristig die Blutgefäße, Nerven und zahlreiche Organe. Meist wird Diabetes erst durch das Erscheinen von Folgeerkrankungen, in der Regel nach vier bis sieben Jahren (Harris et al. 1992) nach Auftreten des Diabetes entdeckt (Gallwitz 2005, S. 73). Die wichtigsten Folgekrankheiten sind Herzinfarkt, Schlaganfall, Nierenschwäche, Netzhautschäden und Nervenstörungen (Halle 2016, S. 121). Wie die prospektiven Studien INTERHEART und PROCAM feststellen, verdoppelt sich das Risiko bei Diabetikern, einen Schlaganfall oder Herzinfarkt zu erleiden (Assmann et al. 2002; Yusuf et al. 2004). Haffner et al. (1998) fanden heraus, dass Diabetiker insgesamt eine bis zu zehn Jahren verkürzte Lebenserwartung haben.

In zahlreichen Studien konnte eine Verbindung zwischen Diabetes und der Telomerlänge gefunden werden (Salpea und Humphries 2010; Elks und Scott 2014). Durch den erhöhten Glucosespiegel im Blut, der aufgrund der Insulinresistenz nicht abgebaut werden kann, kommt es zu zunehmenden oxidativem Stress. Dieser beeinflusst die Telomerasefunktion und geht mit einer Verkürzung der Telomere einher (Serra et al. 2000). Ein weiterer Grund für die fortschreitende Alterung sehen Forscher in der beim Diabetes vorliegenden Insulinresistenz. Gentechnische Veränderungen der Insulinwirkung in Tierexperimenten verlängerten das Leben der Tiere. Forscher vermuten, dass Insulin die Abwehr von oxidativem Stress auch beim Menschen beeinflussen kann (Taguchi et al. 2007).

? **Besteht bei Ihnen die Diagnose Diabetes?**
- Ja −6
- Nein 0
- Nicht bekannt und BMI kleiner als 30 −2

Bei Adipositas und einem BMI > 30 erhöht sich das Risiko einen Diabetes zu haben. Daher wird der unklare Status bei einem BMI > 30 mit zusätzlichen Punkten berechnet. Zusätzlich führt laut der DDG eine späte Diagnose und Behandlung erheblich zum Auftreten von Folgekomplikationen (Danne und Gallwitz 2016, S. 5).

3.4.8.3 Depressionen

Die Depression zählt zu den affektiven Störungen und ist die häufigste psychische Erkrankung, wobei es unterschiedliche Schweregrade gibt. Laut dem Fehlzeitenreport der DAK 2017 werden die meisten Krankenfehltage durch Depressionen verursacht (DAK 2017, S. 18–22).

Depressionen werden durch eine Kombination von biologischen, psychologischen und sozialen Faktoren ausgelöst. Die meisten Wissenschaftler beziehen sich bei der Entstehung auf die Vulnerabilität-Stress-Modelle. In diesen Modellen wird eine depressive Störung herbeigeführt, wenn verletzende (psychologische und/oder biologische) individuelle Erfahrungen bei einem Lebensereignis oder schwererem Stress erfahren werden und/oder weitere neurobiologische Aspekte auftreten (RKI 2010, S. 14).

Häufig genannte Stressoren werden deshalb im *Biotality-Index* abgefragt.

Bei allen Formen (F32.-) leidet der Betroffene unter einer gedrückten Stimmung und einer Verminderung von Antrieb und Aktivität. Ausgeprägte Müdigkeit kann nach jeder kleinsten Anstrengung auftreten. Die Fähigkeit zu Freude, das Interesse und die Konzentration sind vermindert (ICD-10 2017). Depressionen beeinträchtigen daher sowohl das Privat- als auch Berufsleben. Die individuellen und gesellschaftlichen Folgen sind von großer Bedeutung. Aufzuzählen sind unter anderem Langzeitabwesenheit am Arbeitsplatz, Frühberentung oder Suizid. Experten schätzen den volkswirtschaftlichen Schaden durch Depressionen von Arbeitnehmern im Jahr 2010 auf rund 15,5 Milliarden Euro (RKI 2010). Die WHO, die Weltbank und das European Brain Council (EBC) erklären Depressionen daher in Europa und Deutschland seit Anfang der 1990er-Jahre, noch vor anderen Volkskrankheiten, als die gesellschaftlich belastendste Krankheitsgruppe.

Depressionen stehen in Verbindung zu weiteren, vitalitätsreduzierenden Faktoren, wie Schlafstörungen und Übergewicht. Dabei ist noch nicht final geklärt, ob Übergewicht Depressionen z. B. durch das negative Selbstbild begünstigt oder ob Depressive häufiger übergewichtig sind (DAK 2017, S. 95).

Ridout et al. (2016) konnten in ihrer Metaanalyse einen negativen Zusammenhang zwischen Depressionen und Telomerlänge feststellen. Im Vergleich zu der Kontrollgruppe, hatten klinisch Depressive signifikant kürzere Telomere, im Schnitt 80 BPs weniger (Verhoeven et al. 2014). Dies beeinflusst daher den Alterungsprozess.

Die neuen wissenschaftlichen Erkenntnisse der Gerontologie zeigen die Einflussnahme des psychischen Befindens auf das biologische Alter. Im Vergleich zu früheren Bestimmungen des biologischen Alters, die die psychische Gesundheit Großteils vernachlässigt haben, fragt der *Biotality-Index* gezielt nach dem Vorliegen einer Depression.

❓ **Liegt bei Ihnen eine Depression vor?**
- Ja −6
- Nein 0

3.4.8.4 Herzinfarkt und Schlaganfall

Herzinfarkt und Schlaganfall verdeutlichen eine Alterung der Gefäße und gehören weltweit zu den häufigsten Todesursachen. Bei einem Herzinfarkt verschließt ein Blutgerinnsel eines der Herzkranzgefäße. Das sind die Gefäße, die den Herzmuskel mit Blut versorgen. Durch den Verschluss wird der Blutfluss im Gefäß unterbrochen. Wenn die Blutzufuhr nicht innerhalb kurzer Zeit wieder hergestellt wird, stirbt ein Teil des Herzmuskelgewebes ab. 30 % der Betroffenen sterben an den Folgen eines Herzinfarkts. Patienten, die einen Herzinfarkt überlebt haben, können Brustschmerzen (Angina petoris) oder eine Herzschwäche entwickeln und leiden auch weiterhin an einer koronaren Herzkrankheit (KHK). Eine Behandlung ist notwendig, um das Risiko eines zweiten Herzinfarktes zu senken. Einige Betroffene entwickeln Depressionen und Angstzustände vor dem erneuten Auftreten eines Herzinfarktes. Bezogen auf die Vitalität bedeutet ein Herzinfarkt eine bereits fortgeschrittene Alterung der Gefäße, sowie die Gefahr weiterer Vitalitätsabnahme durch bleibende gesundheitliche Auswirkungen.

Die Ärztezeitung präsentiert neue Studienergebnisse, die zeigen, dass nach einem Herzinfarkt kurze Ribonukleinsäuren-Moleküle (microRNA) verstärkt auftreten. Diese führen zu einer schnelleren Telomerteilung und bestimmen den Alterungsprozess im Herzen negativ. In experimentellen Studien zeigte eine Hemmung dieser microRNA wiederum eine bessere Herzfunktion im Alter und nach Herzinfarkt (Boon et al. 2013). Auch ein signifikanter Zusammenhang zwischen dem Auftreten von Herzinfarkten und der Telomerlänge konnte festgestellt werden. In der wissenschaftlichen Untersuchung von D'Mello et al. (2016) gab es ein signifikant höheres Risiko für einen Herzinfarkt bei verkürzten Telomeren.

Bei einem Schlaganfall verschließt ein Blutgerinnsel ein Blutgefäß im Gehirn (ischämischer Schlaganfall). Diese Form ist ursächlich für 85 % aller Schlaganfälle. Durch die Hemmung der Durchblutung werden betroffene Hirnregion nicht mehr ausreichend mit Blut und Sauerstoff versorgt. Langfristig stirbt die betroffene Gehirnregion ab. Je nach Art und Schwere des Schlaganfalls resultieren unterschiedliche Folgen. Manche Betroffene leiden in der Folge an Bewegungs- und Gleichgewichtsstörungen, denen eine Muskelschwäche oder Lähmungserscheinung zugrunde liegt. Weitere Probleme können beim Sehen oder Schlucken auftreten. Weniger wahrnehmbare Folgen sind Gedächtnisstörungen, Depressionen, Angstzustände, Verhaltensänderungen und Kommunikationsschwierigkeiten. Der Schlaganfall gilt daher als Hauptursache für bleibende Behinderungen. 10 % der Schlaganfälle verlaufen sogar tödlich (Schlaganfall-Heute 2017). Daher ist auch der Schlaganfall für eine beschleunigte Alterung kennzeichnend. Die umfangreichen Folgen können zur weiteren Vitalitätsabnahme führen. Die Studienlage bezüglich der Verbindung zwischen Telomerlänge und Schlaganfall zeigt unterschiedliche Ergebnisse. Während die große chinesische Schlaganfallstudie einen Zusammenhang fand (Zhang et al. 2013), konnten Zee et al. (2010) diesen in ihrer Studie bei Männern nicht finden.

Die Risikofaktoren für Schlaganfall und Herzinfarkt sind ähnlich. Beeinflussbare Größen sind z. B. Rauchen, einseitige, fettreiche Ernährung, Bewegungsmangel und hohe Stressbelastung. Sie tragen zur Gefäßverkalkung bei, die sich auch in einer reduzierten Telomeraseaktivität und in verkürzten Telomeren zeigt, wodurch sich die Wahrscheinlichkeit für Gefäßverschlüsse in Herz und Hirn erhöht (D'Mello et al. 2016; Yeh und Wang 2016). Das Risiko einen Herzinfarkt oder Schlaganfall zu erleiden steigt mit zunehmendem Lebensalter. Auch eine familiäre Veranlagung kann bei der Entwicklung eines Herzinfarktes oder Schlaganfalls eine Rolle spielen. Größere Studien, wie die INTERHEART- und PROCAM-Studie, entwickelten Tests zur Bestimmung des Herzinfarkt- und Schlaganfallrisikos für die nächsten zehn Jahre. Bei 40- bis 45-Jährigen Männern, die keine der traditionellen Risikofaktoren aufweisen, beträgt das durchschnittliche zehn-Jahresrisiko für einen Herzinfarkt ca. 1 % (Assmann et al. 2002). Diese Erkenntnisse werden beim *Biotality-Index* berücksichtigt.

3

Im betrieblichen Setting konnten in der Wissenschaft ebenfalls einige Risikofaktoren entschlüsselt werden. Kivimäki et al. (2015) konnten zeigen, dass Überstunden das Schlaganfall-und Herzinfarktrisiko erhöhen. Ein Arbeitspensum ab 55 Stunden pro Woche steigert die Wahrscheinlichkeit eines Schlaganfalls bei Männern und Frauen um etwa 33 % und das Risiko für eine koronare Herzerkrankung um 13 %. Dies wird unter anderem der Stressreaktion, sowie dem langen Sitzen zugeschrieben. Ein häufig einhergehender riskanter Suchtmittelkonsum (z. B. Alkohol) erhöht ebenfalls das Gesundheitsrisiko.

Neben einer möglichen Verminderung in Lebensqualität und Lebenserwartung, verursachen Herzinfarkt und Schlaganfall hohe wirtschaftliche und gesellschaftliche Kosten durch Arbeitsausfälle und medizinische Aufwendungen (RKI 2013a).

? **Hatten Sie einen Herzinfarkt oder Schlaganfall?**
- Ja −12
- Nein 0

3.4.9 Genetische Dispositionen von Herzinfarkten/Schlaganfällen

Wie bereits aufgeführt, spielt bei der Entstehung von Herzinfarkten und Schlaganfällen neben den Lebensstilfaktoren und dem Alter auch die genetische Disposition eine entscheidende Rolle (Blackburn et al. 2017, S. 19).

Durch die Entwicklung von neuen molekulargenetischen Methoden in Form von genomweiten Assoziationsstudien (GWAS) konnten Genabschnitte entdeckt werden, die das Herzinfarkt- und Schlaganfallrisiko erhöhen. Der genetisch stärkste Effekt auf das Risiko geht von einem Abschnitt auf Chromosom 9p21.3 aus. In der Bevölkerung sind rund 25 % bezogen auf das Risikoallel auf dem Chromosom 9p21.3 homozygot, d. h. sie haben ein ca. 60 % höheres Risiko einen Herzinfarkt oder Schlaganfall zu erleiden, als die Menschen, die diese Genvariation nicht tragen. Die aktuellen Daten zeigen zudem, dass diese genetischen Effekte meist unabhängig von den traditionellen Risikofaktoren zum Tragen kommen (Erdmann et al. 2010).

Ferner entdeckten Forscher gleich zwei Genveränderungen, die, wenn sie gemeinsam auftreten, die Ursache für einen Herzinfarkt sein können, wie sie im Fachmagazin „Nature" berichten. Demnach wirken sich die Genveränderungen negativ auf die Aktivität von Blutplättchen aus. Dies führe zu einem vermehrten Verkleben der Blutplättchen und zu einem dramatisch erhöhten Herzinfarktrisiko. Die europäischen Leitlinien nehmen dies schon heute zum Anlass, eine intensivierte Primärprävention bei Geschwistern oder Nachkommen von Herzinfarktpatienten zu empfehlen. Mittels medikamentösen Gerinnungshemmern wie Acetylsalicylsäure lassen sich die Blutplättchen hemmen (Erdmann et al. 2013).

Zhang et al. (2013) konnten feststellen, dass Personen, die verkürzte Telomere und eine positive Familienanamnese hatten, einem signifikant höherem Risiko für einen Schlaganfall ausgesetzt waren.

? **Hatten Ihre leiblichen Eltern oder Ihre Geschwister einen Herzinfarkt oder Schlaganfall?**
- Ja, vor dem 55. Lebensjahr −4
- Ja, zwischen dem 55. und 70. Lebensjahr −2
- Ja, nach dem 70. Lebensjahr 0
- Nein 0

Da mit zunehmendem Alter das Risiko für Krankheiten im Allgemeinen steigt, wird bei der Familienanamnese zwischen zwei Altersgruppen unterschieden. Da der genetische Typ bereits in jungen Jahren auftritt, wird eine positive Familienanamnese entsprechend höher gewichtet.

Liu et al. (2012) konnten in ihrer Studie zeigen, dass der Lebensstil eines Menschen einen größeren Einfluss darauf hat, ob dieser eine kardiovaskuläre Erkrankung entwickelt, als die genetische Vorbelastung. Auch die PROCAM-Studie lässt daher die positive Familienanamnese geringer gewichten. Dies wird bei der Bepunktung ebenfalls berücksichtigt.

3.4.10 Psychische Belastungen in der Arbeit

Die Kategorie psychische Belastung soll abgefragt werden, da diese durch verschiedene Stressoren an Alterungsprozessen beteiligt ist und zu Unterschieden bei chronologisch gleichaltrigen Mitarbeitern führen kann (Freude et al. 2010, S. 21–22). So stehen psychische Belastungen bspw. bei der Entstehung von psychischen Erkrankungen, wie Depressionen und weitere vitalitätseinschränkende Effekte in Verbindung. Dies lässt sich auch anhand einer verkürzten Telomerlänge bei psychisch gestressten Studienteilnehmern beobachten (Shalev et al. 2013; Starkweather et al. 2014). Die Tragweite wird unter anderem anhand der zunehmenden Fehlzeiten von Arbeitnehmern mit psychischen Erkrankungen deutlich (DAK 2017, S. 21) (siehe ◘ Abb. 3.8).

Laut DAK-Gesundheitsreport 2017 ist die Zahl der Fehltage aufgrund psychischer Erkrankungen 2016 weiter leicht angestiegen. Die Zahl der Krankschreibungsfälle sank allerdings von 6,9 Fällen im Jahr 2015 auf 6,5 Fälle je 100 Versichertenjahre im Jahr 2016 (siehe ◘ Abb. 3.9).

Hinzu kommt, dass die durchschnittliche Falldauer psychischer Erkrankungen mit durchschnittlich 17,1 Tagen, im Vergleich zur durchschnittlichen Falldauer aller anderen Erkrankungen, mit 12,6 Tagen sehr hoch ist. Der wirtschaftliche Schaden für das Unternehmen ist dadurch von großer Bedeutung (Nürnberg 2016, S. 17). Auch in allgemeinen Beschäftigtenumfragen zeigt sich, dass psychische Belastungen, das Gefühl unter Stress, Erschöpfung, sowie körperlicher Belastung zu leiden, hervorbringen können (TK 2016, S. 9).

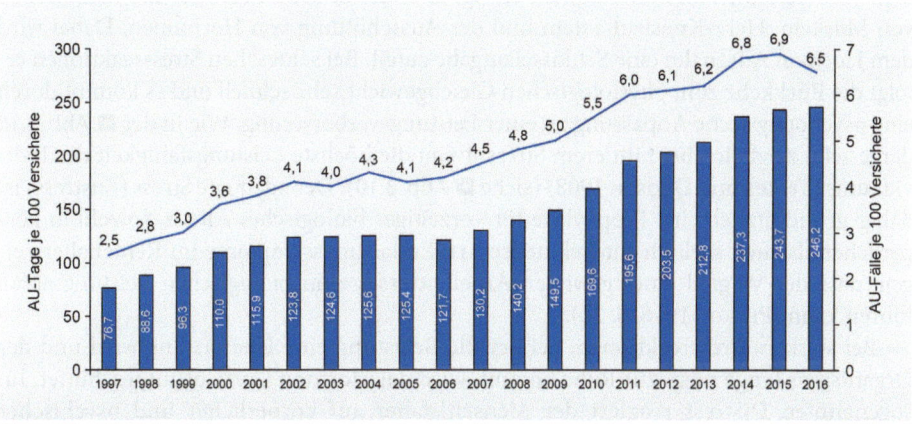

◘ **Abb. 3.8** AU-Tage und AU-Fälle pro 100 Versichertenjahre in Deutschland aufgrund psychischer Erkrankungen (nach DAK 2017, S. 21). Eigene Darstellung

3

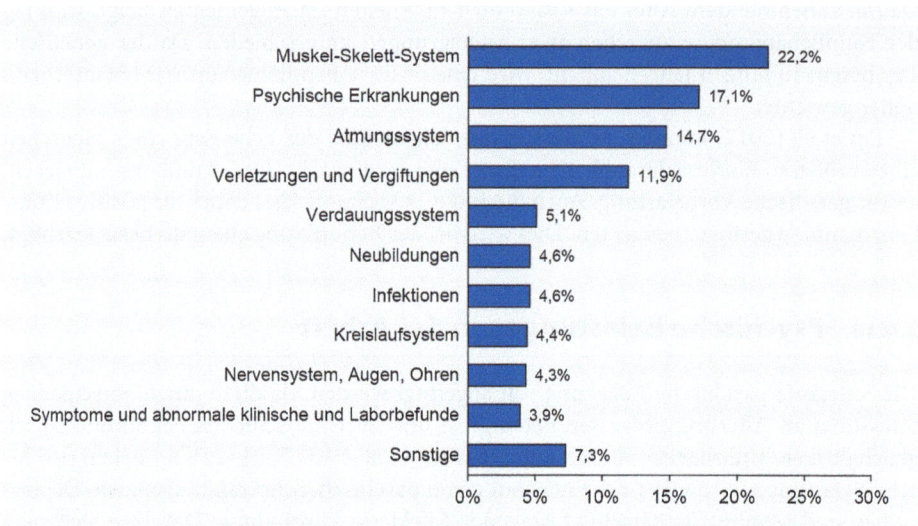

◘ **Abb. 3.9**   Anteile der zehn wichtigsten Krankheitsarten an den AU-Tagen in Deutschland (nach DAK 2017, S. 19). Eigene Darstellung

Psychische Belastungen, die Stress auslösen, werden Stressoren genannt (BAuA 2010). Der *Biotality-Index* fragt Stressoren im Privat- und Arbeitsleben ab. Die Auswahl privater und arbeitsbezogener Stressoren erfolgt zunächst durch eine quantitative Beurteilung. Beachtet werden die am häufigsten genannten Belastungsfaktoren. Zusätzlich erfolgt eine qualitative Beurteilung, die sich nach der Intensität der Beanspruchung richtet. Wie im theoretischen Hintergrund bereits aufgeführt, orientieren sich die Fragen zum *Biotality-Index* teilweise an den Fragen aus dem KFZA (Prümper et al. 1995).

Im allgemeinen Sprachgebrauch werden die Begriffe Stress und psychische Beanspruchung als Wirkung von psychischer Belastung verstanden und oft nicht klar voneinander abgegrenzt. Stress ist eine normale und notwendige Körperreaktion auf einen physischen oder psychischen Reiz, der den Körper durch psychophysische Prozesse auf rasches Handeln vorbereitet. In Stresssituationen erfolgt z. B. die in 3.4.1 beschriebene Aktivierung von Muskeln, Herz-Kreislaufsystem und der Ausschüttung von Hormonen. Dabei wird dem Hormon Adrenalin eine Schlüsselaufgabe zuteil. Bei schwachen Stressreaktionen erfolgt die Rückkehr zum physiologischen Gleichgewicht sehr schnell und es kommt durch eine psychophysische Anpassung zu einer Leistungsverbesserung. Wie in der ◘ Abb. 3.10 dargestellt, zeigt sich bei mittlerem Stressniveau die höchste Leistungsfähigkeit des Individuums (Yerkes und Dodson 1908) (siehe ◘ Abb. 3.10). Der adäquate Stress (Eustress) ist daher grundsätzlich eine Prophylaxe für vorzeitiges biologisches Altern, sowohl in körperlicher als auch seelisch-intellektueller Art. Entlastungssymptome im Rentenalter zeigen, dass der Wegfall eines gewissen Arbeitsstresses zum biologischen Leistungsabfall führen kann (Prokop 1996, S. 26).

Bei starken Stressreaktionen, bei der die Belastung eine Überlastung wird und der Organismus lange nicht zur Ruhe kommt, wird das Hormon Cortisol ausgeschüttet. Im sogenannten Distress reagiert der Mensch daher auf körperlicher und psychischer Ebene mit Dysfunktionen, wie Bluthochdruck, Schlafstörungen, Muskelverspannungen oder Verdauungsproblemen sowie Beeinträchtigung der Konzentration. Die Zellen des

Abb. 3.10 Höchste Leistungsfähigkeit bei mittlerem Stress (nach Yerkes und Dodson 1908). Eigene Darstellung

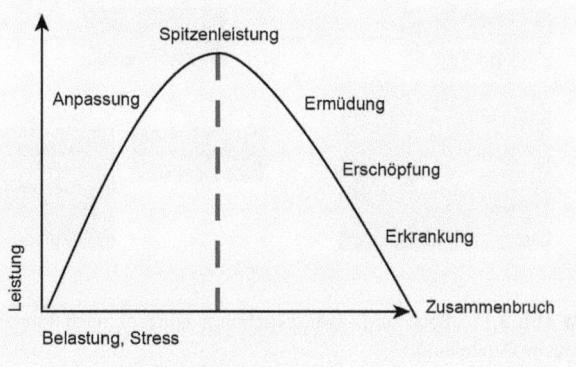

Immunsystems erlahmen und können ihre Schutzwirkung nicht mehr entfalten. Auf langer Sicht, kommt es zu manifesten physischen und psychischen Krankheiten, wodurch Alterungserscheinungen und eine Vitalitätsabnahme resultieren (Pöthig et al. 2011, S. 201; Decker und Decker 2015, S. 98; Rai et al. 2012). Dies lässt sich auch durch verkürzte Telomere und einer verminderten Telomeraseaktivität durch eine zu hohe Cortisolkonzentration erkennen (Epel et al. 2010).

Das Erleben von arbeitsbezogenen Stressoren kann sich zudem in weiteren gesundheitsrelevanten, pathogenen Verhaltensweisen manifestieren (EU Kommission 2000, S. 15).

Die Vermeidung des Distresses ist daher ein entscheidender Ansatzpunkt für eine mögliche Prophylaxe vorzeitigen Alterns.

Im Bereich der arbeitsmedizinischen Forschung ist das Belastungs-Beanspruchungs-Konzept von Rohmert und Rutenfranz (1975) die strategische Basis bei Fragen zu Belastungen am Arbeitsplatz und soll auch für den *Biotality-Index* herangezogen werden. Unter dem Begriff Belastung werden alle von außen auf den Menschen einwirkenden Einflussfaktoren subsumiert. Unter Beanspruchungen versteht man die Auswirkungen beim Menschen, die durch die Belastung entstehen können. Ähnlich wie bereits bei der allgemeinen Beschreibung von Stress ist nicht jede psychische Belastung zwangsläufig negativ. Demnach braucht der Mensch für seine Entwicklung eine adäquate Belastung. Überschreitet diese Belastung jedoch eine individuelle Schwelle, wirkt sie sich als vitalitätssenkende Beanspruchung aus (siehe Abb. 3.11).

Vor dem Hintergrund des Konzepts lassen sich objektiv gesundheitsgefährdende Belastungen in den Bereichen Arbeitsmittel, Arbeitsumgebung, Arbeitsorganisation und soziale Beziehungen formulieren (Abb. 3.11). Dabei kam es in den letzten Jahren durch die Globalisierung und Digitalisierung von Beschäftigungs- und Leistungsbedingungen zu einem veränderten Belastungsprofil der Beschäftigten (Lenhardt und Rosenbrock 2014). Diese Bereiche kommen auch bei der von der EU-Kommission verwendeten Stress-Definition vor:

» *„Arbeitsbedingter Stress lässt sich definieren als Gesamtheit emotionaler, kognitiver, verhaltensmäßiger und physiologischer Reaktionen auf widrige und schädliche Aspekte des Arbeitsinhalts, der Arbeitsorganisation und der Arbeitsumgebung. Dieser Zustand ist durch starke Erregung und starkes Unbehagen, oft auch durch ein Gefühl des Überfordertseins charakterisiert."* (EU Kommission 2000, S. V).

3

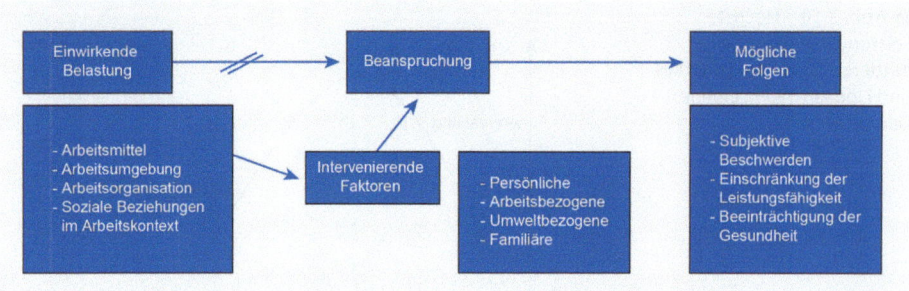

❏ **Abb. 3.11** Belastungs-Beanspruchungs-Konzept (nach Rohmert und Rutenfranz 1975). Angepasste, eigene Darstellung

Die in Mitarbeiterbefragungen am häufigsten genannten Stressoren am Arbeitsplatz sind Termindruck, ständige Erreichbarkeit, Über- und Unterforderung (EU Kommission 2000, S. 15; Liersch 2014, S. 571; DAK 2016a; TK 2013, S. 13). Auch Pöthig stellt fest, dass psychische Belastungen, wie Zeitdruck, hohes Arbeitstempo und Kommunikationsgeschwindigkeit für eine steigende Zahl an psychischen Erkrankungen im Arbeitsalltag verantwortlich sind (Pöthig et al. 2011, S. 201).

3.4.10.1 Zeitdruck

Unter Zeitdruck versteht man ein *„knappes Verhältnis von für eine Handlung benötigter Zeit zu der dafür vorgesehenen Zeit"* (Wirtschaftslexikon 2017). Laut des Deutschen Gewerkschaftsbunds (DGB) 2015 stehen 52 % der Arbeitnehmer bei der Arbeit sehr häufig oder oft unter Zeitdruck oder fühlen sich gehetzt. Dabei sind die 45- bis 55-Jährigen am häufigsten von diesem Zustand betroffen (19,5 %). Zusätzlich sind Führungskräfte deutlich häufiger starkem Zeitdruck (29,0 %) ausgesetzt als Erwerbstätige ohne Führungsbefugnisse (13,6 %) (Liersch 2014, S. 571–575). Bei der Umfrage des DGBs wurden rund 4900 Arbeitnehmer befragt. 2/3 nannten als Ursache für Zeitdruck das gleichzeitige Bearbeiten von mehreren Vorgängen und Projekten (Multitasking). Mehr als 60 % geben an, dass eine zu knappe Personalbemessung ursächlich für das gehetzte Arbeiten ist. An dritter Stelle liegen ungeplante Zusatzaufgaben. 56 % derjenigen, die durch den Zwang zum Multitasking unter Zeitdruck stehen, geben an, sehr häufig oder oft auch in der arbeitsfreien Zeit nicht richtig abschalten zu können. Dabei kann es zu vitalitätssenkenden Erschöpfungszuständen kommen. Aus der Umfrage kann zusätzlich entnommen werden, dass etwa die Hälfte der durch Zeitdruck gestressten Arbeitnehmer auch auf Pausen verzichtet, was zu weiteren Ermüdungserscheinungen und zur Reduzierung der Arbeitsqualität führt. Laut DGB-Index ist ein Arbeitsalltag, der durch Zeitdruck geprägt ist, für die hohen psychischen Belastungszahlen in der Arbeitswelt verantwortlich (DGB 2015).

Der Parameter Zeitstress erscheint in allen betrachteten Befragungen als einer der ersten Stressoren. Im Belastungsmodell nach Rohmert und Ruthenfranz kann Zeitdruck als ein arbeitsorganisatorischer Faktor eingeordnet werden. Auch der KFZA fragt nach der Häufigkeit des Zeitdrucks, was die Relevanz unterstreicht. Deshalb soll Zeitdruck im *Biotality-Index* überprüft werden.

? **Wie häufig stehen Sie unter Zeitdruck in der Arbeit?**
- Immer −4
- Oft −2
- Manchmal 0
- Selten +2
- Nie +4

3.4.10.2 Ständige Erreichbarkeit

Moderne Informations- und Kommunikationstechnologien haben auch die Arbeitswelt deutlich verändert. Experten sehen die qualitative und quantitative Zunahme von Kommunikationsmöglichkeiten, -erfordernissen und Informationsmengen neben anderen Entwicklungen als wesentlichen Faktor für die Zunahme psychischer Arbeitsanforderungen und Belastungen. Viele Arbeitnehmer sind auch außerhalb der regulären Arbeitszeiten für Arbeitsbelange erreichbar (BAuA 2016a, S. 74; IGA 2013). Dabei wird der Einfluss einer ständigen Erreichbarkeit von Beschäftigten durch Laptop und Smartphone auf die Gesundheit und Work-Life-Balance verstärkt diskutiert (BAuA 2016b). Wie die Befragung der Initiative Gesundheit und Arbeit (IGA) ergab, bestehen vor allem Zusammenhänge mit dem subjektiven gesundheitlichen Befinden der Befragten. Dazu zählen physische Beschwerden, Schlafstörungen, sowie psychische Erkrankungen, wie Burnout und Depression. Das häufige Kontrollieren von Kommunikationsmitteln führt zu ständigen Unterbrechungen der ausführenden Tätigkeit und zu einem Stressempfinden durch das Einprasseln von Informationen. Diese Beschwerden können das biologische Alter und die Vitalität beeinflussen. Neben der Beeinträchtigung des Befindens kann es durch Nutzung von Smartphone bzw. anderen Kommunikationstechnologien für Arbeitszwecke zu Konflikten im Privatleben kommen (IGA 2013).

Pangert et al. 2016 berichten auf der anderen Seite aber auch positive Effekte von ständiger Erreichbarkeit durch mehr Flexibilität und einer besseren Vereinbarkeit von Familie und Beruf (Pangert et al. 2016).

Bei der ständigen Erreichbarkeit kann zudem differenziert werden zwischen der Erwartung der Erreichbarkeit im Privatleben für dienstliche Angelegenheiten und der tatsächlichen Kontaktierung. Von den untersuchten Befragten, sagen ca. 22 %, dass in ihrem Arbeitsumfeld erwartet wird, dass sie auch in ihrem Privatleben für dienstliche Angelegenheiten erreichbar sind. Jedoch werden nur ca. 12 % tatsächlich häufig im Privatleben von Mitarbeitern, Kollegen, Vorgesetzten oder Kunden kontaktiert (BAuA 2016a; DGB 2015; BAuA 2016a, 2016b). Das Gefühl der ständigen Erreichbarkeit ist also deutlich präsenter, als die tatsächliche Kontaktierung. An dieser Stelle kann der Mitarbeiter auf Grundlage des *Biotality-Index* aufgeklärt und zu einer Verhaltensänderung angeleitet werden.

Es zeigt sich zudem, dass diejenigen, die häufig privat wegen beruflicher Belange kontaktiert werden, auch häufiger während der Arbeitszeit für ihre Familie oder Freunde erreichbar sind und damit eine stärkere Vermischung zwischen Arbeits- und Privatleben stattfindet (BAuA 2016a, S. 75).

Zwischen ständiger Erreichbarkeit und Gesundheit lässt sich insgesamt ein bedeutsamer Zusammenhang feststellen. Ihren Gesundheitszustand schätzt jede zweite Person, die häufig aus arbeitsbezogenen Gründen im Privatleben kontaktiert wird, als gut bis sehr gut ein (54 %). Bei den Personen, die manchmal bis nie kontaktiert werden, sind es 64 %.

3

Auch bei der erwarteten Erreichbarkeit ist der Anteil der Personen mit (sehr) gutem Gesundheitszustand niedriger (56 %) als bei denen, von denen nicht oder nur teilweise Erreichbarkeit erwartet wird (64 %). Ein ähnliches Bild zeigt sich auch bei den gesundheitlichen Beschwerden. Personen, die häufig im Privatleben kontaktiert werden, berichten
z. B. öfter von Rückenschmerzen (62 % vs. 49 %) oder Schlafstörungen (47 % vs. 32 %) als
die manchmal, selten oder nie Kontaktierten. Und auch bei der erwarteten Erreichbarkeit
ist der Anteil derer mit gesundheitlichen Beschwerden (z. B. Rückenschmerzen: 57 % vs.
49 %) höher, wenn Erreichbarkeit erwartet wird, im Vergleich zu Personen, von denen
Erreichbarkeit nicht oder nur teilweise erwartet wird (BAuA 2016a, S. 79).

? **Leiden Sie unter dem Gefühl der ständigen Erreichbarkeit?**
   ▬ Ja −4
   ▬ Nein +4

3.4.10.3   Arbeitspensum

Die ständige Erreichbarkeit steht häufig mit einem hohen Arbeitspensum in Verbindung,
das zu Überstunden führen kann. Wie der Arbeitszeitenreport 2016 ergab, sind Personen,
die dem Gefühl der Erreichbarkeit, sowie einer tatsächlichen Erreichbarkeit im Privatleben
ausgesetzt sind, häufiger mit einer höheren Arbeitsmenge belastet (BAuA 2016a, S. 79).
   Gründe für Mehrarbeit können vielfältig sein. So können volle Auftragsbücher oder
Erkrankung von Kollegen zu Überstunden führen.
   In Deutschland arbeiten Vollzeitbeschäftigte im Durchschnitt 43,5 Stunden pro Woche und damit knapp fünf Stunden länger als vertraglich vereinbart. Wie die Erhebung
des Instituts für Arbeitsmarkt- und Berufsforschung (IAB), das für die Bundesagentur
für Arbeit forscht, ergab, hatten Arbeitnehmer 2016 1,76 Milliarden Stunden außerhalb
ihrer normalen Jobzeiten gearbeitet. Mehr als die Hälfte der Mehrarbeit wird nicht ent-
lohnt. Betrachtet man verschiede Branchen, fällt auf, dass bezahlte Überstunden in der
Industrie und im Baugewerbe üblich sind, während im Dienstleistungsbereich für
Überstunden keine Entlohnung anfällt. Zu unbezahlter Mehrarbeit müssten in der Regel auch hoch qualifizierte Beschäftigte und Mitarbeiter in Führungspositionen bereit
sein (IAB 2014, 2017).
   Überstunden durch hohes Arbeitspensum wirken sich auch auf das Schlaganfall- und
Herzinfarktrisiko aus. Nach Kivimäki et al. (2015) erhöht ein Arbeitspensum ab 55 Stunden pro Woche die Wahrscheinlichkeit eines Schlaganfalls um etwa 33 % und das Risiko
für eine koronare Herzerkrankung um 13 %. Dies galt für Männer und Frauen gleichermaßen. Überstunden sind daher als Stressor für ein reduziertes biologisches Alter verantwortlich.

? **Wie häufig kommt es durch ein hohes Arbeitspensum zu Überstunden?**
   ▬ Häufig −2
   ▬ Selten 0
   ▬ Nie +2

3.4.10.4   Lärmbelastung

Arbeitslärm ist definiert als unerwünschter Schall am Arbeitsplatz, der zu einer Gefährdung führen kann (LärmVibrationsArbSchV 06.03.2007). Diese Gefährdung betrifft sowohl das Gehör als auch physiologische Funktionssysteme wie das Herz-Kreislaufsystem
und beeinflusst so das biologische Alter (Prokop 1996, S. 128; Spiegel Online 2014).

Lärmwirkungen, die das Gehör betreffen, werden aurale Wirkung genannt.

Auch die WHO erkennt Lärm als Gesundheitsdeterminante an und legt wie weitere internationale und nationale Organisationen Lärmgrenzwerte fest. Für die deutschen Arbeitsbereiche wurde eine zulässige, tägliche Schallbelastung für eine acht-stündige Arbeitsschicht von 85 dB(A) festgelegt (LärmVibrationsArbSchV 06.03.2007).

Durch diese rechtlichen Leitsätze im Rahmen der Arbeitssicherheit kann in einem Unternehmen davon ausgegangen werden, dass gefährliche Lärmwerte, die zu nachgewiesenen vegetativen Störungen führen, durch Präventionsmaßnahmen wie z. B. Gehörschutz, vermieden werden. Neben dieser auf das Gehör einwirkenden Lärmbelastung hat Lärm immer einen Einfluss auf die Psyche und das vegetative Nervensystem des Menschen. Man spricht hierbei von der extra-auralen Wirkung.

Somit ist das Geräuschempfinden subjektiv und nicht von einer Dezibelzahl abhängig, weshalb es bereits unterhalb der üblichen Richtwerte zu einer Stressantwort kommen kann. Hierbei steigt nachweislich das Hormon Cortisol an und der Blutdruck erhöht sich (BAuA 2016c).

Eine als störend empfundene Geräuschkulisse kann die Leistungsfähigkeit um bis zu 10 % mindern, was den großen Einfluss erneut unterstreicht (Spiegel Online 2014). Dabei können sowohl häufige, niedrigere Lärmquellen, als auch ein einmaliges intensives Lärmereignis Schaden verursachen. Insbesondere bei komplexen Tätigkeiten reicht bereits ein relativ niedriger Lärmpegel aus, der zu Unterbrechungen und Störungen der Tätigkeit führt. Auch dies löst Empfindungen des Ärgers und der Angespanntheit aus (BAuA 1996, S. 5, 8). Junge, gesunde Personen können diese Mehrbelastung für einige Stunden aufgrund von Adaptionsprozessen tolerieren, ohne dass die zusätzliche Anstrengung wahrgenommen wird, jedoch bleibt diese Mehrbelastung bei häufigem Vorkommen nicht folgenlos (BAuA 1996, S. 10).

In Rohmerts und Ruthenfranz' Modell kann Lärmbelastung als Umweltstressor in der Kategorie Arbeitsumgebung eingeordnet werden.

? **Wie häufig empfinden Sie Lärm am Arbeitsplatz als störend?**
- Nie +4
- Selten +2
- Manchmal 0
- Oft −2
- Immer −4

3.4.10.5 Schichtarbeit

Schichtarbeit ist eine Form der Tätigkeit mit Arbeit zu wechselnden Zeiten (Wechselschicht) oder konstant ungewöhnlicher Zeit (z. B. Dauerspätschicht, Dauernachtschicht) (ArbZG 06.06.1994; DGAUM 2006). Die Notwendigkeit, auch zu ungewohnten Zeiten und gegen den biologischen Rhythmus arbeiten zu müssen, besteht seit Beginn der Industrialisierung in großem Umfang. Im 21. Jahrhundert nimmt vor allem der Anteil an Dienstleistungen zu, die „rund um die Uhr" angefordert und angeboten werden. Häufig finden sich daher Nachtschichten im Gütertransport, Krankenhaus oder Sicherheitsdienst. In Deutschland arbeiten ca. 22 % der Arbeitnehmer in einem nicht-normalen Arbeitsrhythmus (BAuA 2016a, S. 47; DGAUM 2006) (siehe **◘** Abb. 3.12).

Beide beschriebenen Arbeitsformen können physischen und psychischen Stress hervorrufen. Grund dafür ist, dass in einer Schichtarbeit zeitverschoben zur Tagesperiodik wesentlicher Körperfunktionen gearbeitet wird. Alle Körperfunktionen des Menschen

3

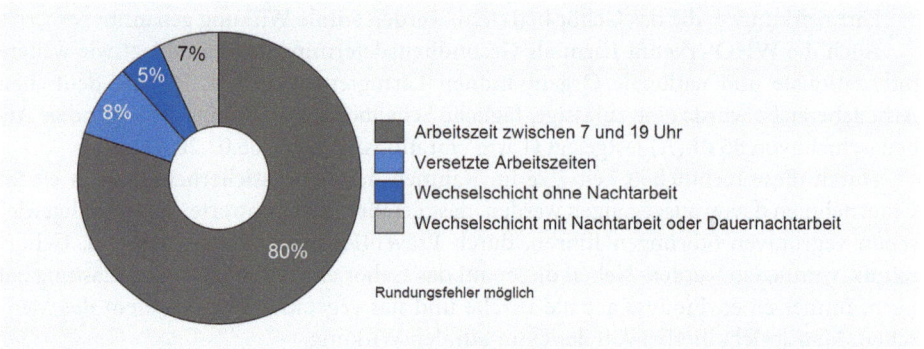

◘ **Abb. 3.12**   Lage der Arbeitszeit Beschäftigten in Deutschland (nach BAuA 2016a, S. 47). Eigene Darstellung

unterliegen einer Tages- und Nachtperiodik, mit jeweiligen Maxima und Minima der Funktionen innerhalb von 24 Stunden. Dieser biologisch gesteuerte Lebensrhythmus sorgt für eine hohe Leistungsbereitschaft am Tag (ergotrope Phase) und eine Erholungsbereitschaft in der Nacht (trophotrope Phase). Durch diese Tagaktivität muss der Körper insbesondere bei Nachtschichten mehr Leistungsreserven verbrauchen, wodurch es zu biologischer Desynchronisation kommen kann (DGAUM 2006, S. 3). Appetitlosigkeit, Magenbeschwerden, innere Unruhe und Nervosität sowie Müdigkeit und Abgeschlagenheit sind typische Belastungsfolgen, unter denen Arbeitnehmer leiden, die entgegen dem biologischen Rhythmus arbeiten. Die Tragweite zeigt sich im eigens benannten Schichtarbeiter-Syndrom, eine von ca. 80 in der aktuellen Internationalen Klassifikation der Schlafstörungen (International Classification of Sleep Disorders, ICSD-2) aufgeführten Störung. Äußere Zeitgeber (z. B. Helligkeit, Lärm) senden stets Signale zu den Körperfunktionen, weshalb ein Schlafverhalten entgegen diesen Taktgebern nicht voll erholsam ist (Rüdiger 2006, S. 2451–2452). Zudem konnten Arbeitsmediziner bereits 1981 nachweisen, dass Dauernachtarbeiter ein dreimal erhöhtes Risiko haben, psychisch zu erkranken. Auch das Risiko für Magen-Darm- (Angersbach et al. 1980) und Herzerkrankungen (Tenkanen et al. 1997) steigt durch dauerhafte Nachtschichten. Auch der Arbeitszeitenreport 2016 zeigt, dass Beschäftigte, die in Schichtarbeit arbeiten (54 % ohne Nacht, 59 % mit Nacht) oder versetzte Arbeitszeiten haben (57 %), ihren Gesundheitszustand seltener als gut einschätzen als Beschäftigte mit typischen Arbeitszeiten zwischen 7 und 19 Uhr (64 %). Schichtarbeiter berichten auch häufiger von gesundheitlichen Beschwerden als Beschäftigte, deren Arbeitszeiten zwischen 7 und 19 Uhr liegen (BAuA 2016a, S. 49–50) (siehe ◘ Abb. 3.13). Zwar sind die Krankenstände bei Schichtarbeitern bei Erhebungen von Fehltagen nicht höher als bei anderen Angestellten, jedoch sollte hier der „Healthy worker effect" erwähnt werden. Dieser Selektionseffekt beschreibt, dass sich anfällige Menschen, welche den Wechsel zwischen Tag- und Nachtschicht nicht vertragen, rasch andere Tätigkeiten suchen, wodurch es zu einer Unterschätzung des Risikos der Schichtarbeit kommt (Shah 2009).

Des Weiteren können die mit Schichtarbeit verbundenen zeitlichen Veränderungen in der Lebensweise des Schichtarbeiters im Widerspruch zu den zeitlichen Gewohnheiten der Gesellschaft stehen und zur sozialen Desynchronisation und zu Stressempfinden führen. Parks et al. (2011) konnten eine geringe Telomerverkürzung bei über zehn Jahre ausführender Nacht- und Schichtarbeit bei Frauen beobachten, was die Einflussnahme auf das biologische Alter erneut unterstreicht.

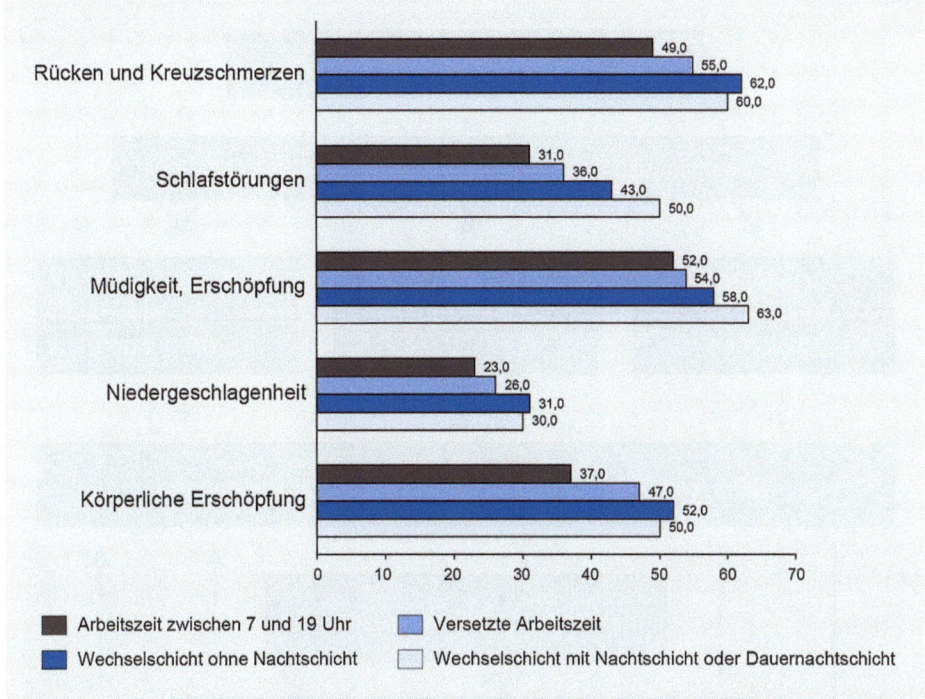

◻ Abb. 3.13 Gesundheitliche Beschwerden nach Lage der Arbeitszeit (nach BAuA 2016a, S. 50). Eigene Darstellung

Das Modell über die Mechanismen der Beeinflussung durch Schichtarbeit nach Folkard (1996) zeigt individuelle und situationsbezogene Unterschiede für eine entsprechende Bewertung der Schichtarbeit (siehe ◻ Abb. 3.14). Inwieweit die aus der Schichtarbeit resultierenden Veränderungen der Lebensweise das gesundheitliche Befinden beeinflussen, ist entscheidend von der persönlichen Situation des Arbeitnehmers abhängig. Insbesondere die Akzeptanz der Schichtarbeit durch ihn selbst und seiner Umgebung beeinflussen die Auswirkungen der Schichtarbeit (DGAUM 2006, S. 4).

Eine Grundkonstitution eines Mitarbeiters in Morgenmensch oder Abendtyp spielt bei der Toleranz der Schichtarbeit ebenfalls eine Rolle (Saksvik-Lehouillier et al. 2013). Morgenmenschen erfahren am Vormittag eine Hochphase, in der sie besonders leistungsfähig sind. Diese Menschen gehen früh ins Bett, stehen früher auf und können ein zu spätes Ins-Bett-gehen nicht durch Ausschlafen kompensieren. Entsprechend fällt ihnen die Spätschicht und Nachtarbeit besonders schwer, während Frühschichten besser bewältigt werden können. Bei Abendtypen liegt die natürliche Leistungsphase auf den späteren Stunden am Tag. Sie haben oft ein flexibles Schlafverhalten und kommen mit Spätschichten besser zurecht. Allerdings kann dieser Typus nicht „vorschlafen". Diese individuelle Beanspruchung wird bei der Fragestellung im *Biotality-Index* berücksichtigt, indem nach dem subjektiven Empfinden gegenüber der Schichtarbeit gefragt werden soll. Wobei davon ausgegangen wird, dass eine negative Einstellung mehr Stresshormone, mehr biologische und soziale Desynchronisationen und weniger Vitalität bedeutet.

3

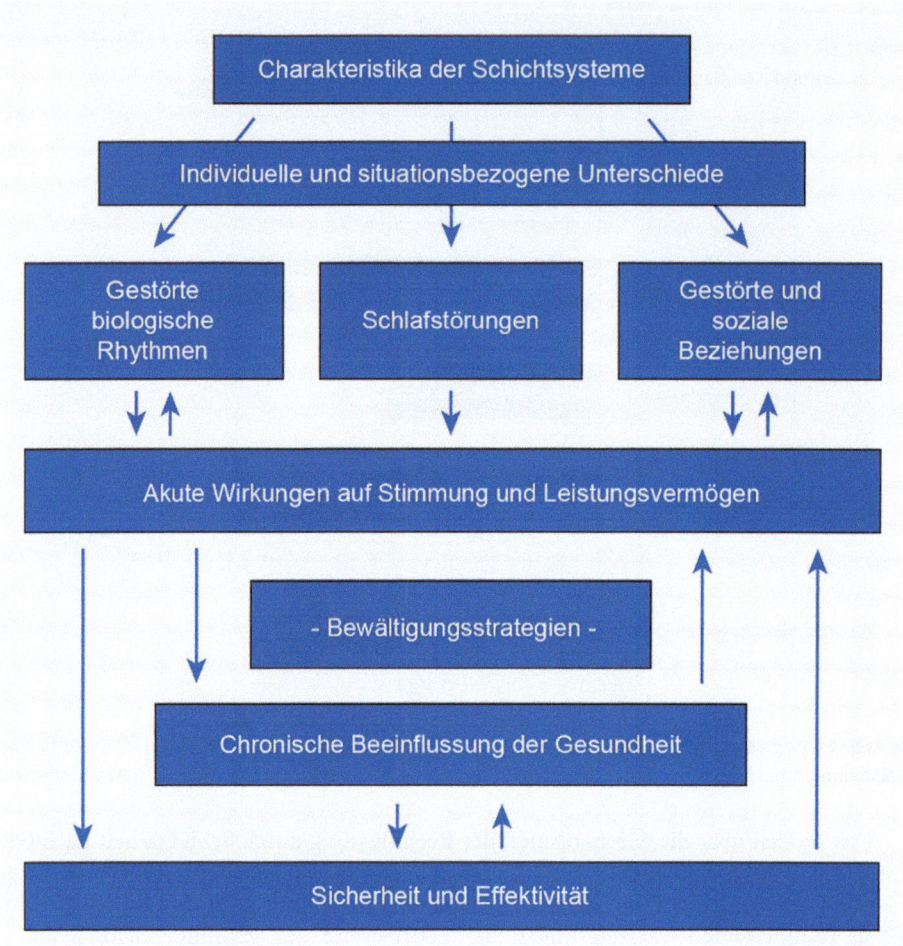

◨ **Abb. 3.14** Modellvorstellung über die Mechanismen der Beeinflussung durch Schichtarbeit (nach Folkard 1996). Angepasste, eigene Darstellung

❓ **Arbeiten Sie in Schichten (Wechselschichten, Nachtschichten) und wenn ja, wie stark empfinden Sie die Beanspruchung der Schichtarbeit?**
— Nein, ich arbeite nicht in Schichten 0
— Ja, sehr belastend −6
— Ja, unterschiedlich belastend −4
— Ja, überhaupt nicht belastend +2

3.4.10.6   Weg zur Arbeit

Mobilität im Sinne von räumlicher Beweglichkeit und zeitlicher Flexibilität ist ein Anspruch der heutigen Arbeitswelt an die Erwerbstätigen. Laut Fehlzeiten-Report 2012 des Wissenschaftlichen Instituts der AOK (WIdO) sind rund 40 % der Berufstätigen entweder Wochenendpendler, fahren täglich mindestens eine Stunde zur Arbeit oder haben ihren Wohnort aufgrund beruflicher Anforderungen gewechselt, um Arbeitslosigkeit zu vermeiden oder den beruflichen Aufstieg zu sichern. Die Pendlerströme sind daher nicht allein das Resultat individueller Entscheidungen, sondern Ergebnis der veränderten Anforderungen an die Erwerbstätigen sowie der steigenden Zahl beiderseits berufstätiger Partner (Paridon 2012). Laut Bundesinstitut für Bau-, Stadt- und Raumforschung (BBSR) nehmen Pendler immer längere Wege zur Arbeit in Kauf. Die Distanz von der Haustür bis zum Büro betrug zuletzt im Schnitt 17 Kilometer. Zehn Jahre zuvor waren es noch 14,6 Kilometer. Die Zahlen von 2009 dürften laut der Forscher des Instituts noch weiter gestiegen sein. Überdurchschnittlich weit ist laut dem Institut der Arbeitsweg an den Rändern der großen Ballungszentren wie Hamburg, Frankfurt und Berlin (BBSR 2017), was sich auch in ◘ Abb. 3.15 zeigt.

Die Belastung durch übermäßiges Pendeln geht mit einer Zunahme von psychischen Beschwerden wie Erschöpfung oder Niedergeschlagenheit einher und beeinflusst somit die Vitalität (Paridon 2012).

Bei Autopendlern kommt es nach Koslowsky et al. (1995); Schneider et al. (2010) zu einem hohen Stressempfinden und physiologischen Veränderungen. Dabei verursacht insbesondere Stau Gefühle der Frustration, Irritation und des Kontrollverlusts. Neben dem Stressfaktor während der Fahrt an sich, sorgt auch die geringere selbstbestimmte „Erholungszeit" (BAuA 2016a, S. 138) für eine Vitalitätsabnahme.

Arbeitnehmer, die die öffentlichen Verkehrsmittel zur Arbeit nutzen, haben ebenfalls ein erhöhtes Stressempfinden. Evans und Wener (2006) untersuchten in ihrer Studie den Dosis-Wirkungs-Zusammenhang zwischen Pendeln mit den öffentlichen Verkehrsmitteln und der Ausschüttung des Stresshormons Cortisols sowie dem subjektiven Stressempfinden. Sie entdeckten einen linearen Zusammenhang zwischen einer Pendeldauer von 45–180 Minuten und dem Stressempfinden. Je länger der Weg zur Arbeit war, desto mehr Cortisol und Stressempfinden konnte bei beiden Geschlechtern gemessen werden.

◘ **Abb. 3.15** Anteil Berufstätige mit Wohnort außerhalb des dargestellten Arbeitskreises 2011 (nach TK 2012, S. 29)

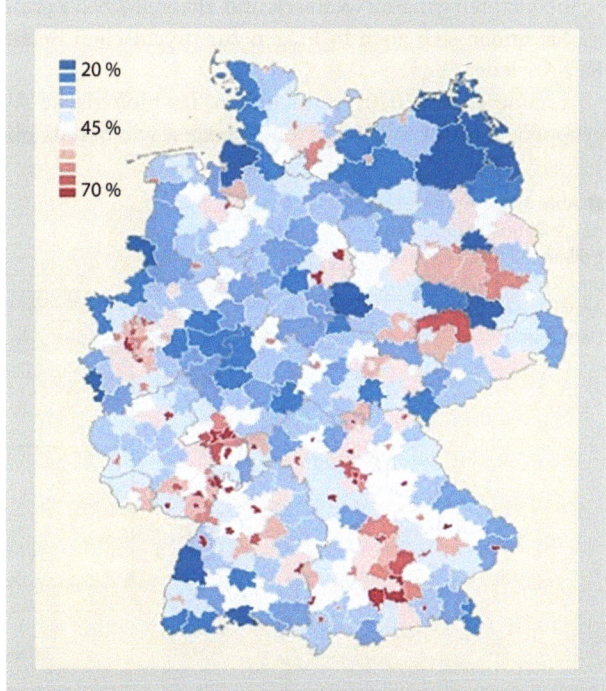

20 %

45 %

70 %

3

Sie konstatieren ferner, dass Stress durch Pendeln ein wichtiger, aber weitgehend wenig beachteter Aspekt der Gesundheit ist. Zusammenhänge zwischen Arbeitsplatzdistanzen und der Gesundheit ließen sich bei der Erhebung der TK nachweisen. Fehlzeiten unter der Diagnose von psychischen Störungen waren bei Pendlern mit durchschnittlich 2,18 Fehltagen höher als bei wohnortnah arbeitenden Berufstätigen mit durchschnittlich 1,92 gemeldeten AU-Tagen (TK 2012, S. 22–24).

? Wie lange brauchen Sie täglich auf dem Weg zur Arbeit?
- Unter 45 Minuten 0
- 45–60 Minuten −1
- 60–90 Minuten −2
- 90–180 Minuten −3

3.4.11 Arbeitsplatz-Ressourcen

Rohmert und Rutenfranz berücksichtigen in ihrem Belastungs-Beanspruchungs-Konzept auch intervenierende Faktoren. Sie beeinflussen, wie stark ein Mensch von den Belastungsfaktoren tatsächlich beansprucht wird (Rohmert und Rutenfranz 1975). Sie finden sich in verschieden Bereichen, wie z. B. in persönlichen Eigenschaften oder arbeitsbezogenen Umständen. Diese beeinflussen die individuelle Stresstoleranz (Rothe 2013). Die Stressvorbeugung kann sowohl am Arbeitsplatz ansetzen (Verhältnisprävention) als auch am Verhalten der Person (Verhaltensprävention) (Kohstall 2006, S. 60). Beides wird beim *Biotality-Index* berücksichtigt.

In der Wissenschaft werden die soziale Unterstützung in der Arbeit, der Handlungs- und Entscheidungsspielraum und die berufliche Anforderung als bedeutende arbeitsbezogene Schutzfaktoren genannt (Karasek und Theorell 1992; Karasek 2016) (siehe ◘ Abb. 3.16).

Sie finden sich auch in Fragen zur psychischen Belastung am Arbeitsplatz, wie dem KFZA wieder.

Freude et al. (2010) betrachteten das biologische Alter bei verschiedenen Berufsgruppen. In ihrer Studie waren Manager, wie bereits oben beschrieben, jünger als ihr

◘ **Abb. 3.16** Anforderungs-Unterstützungs-Kontrollmodell (nach Karasek und Theorell 1992). Angepasste, eigene Darstellung

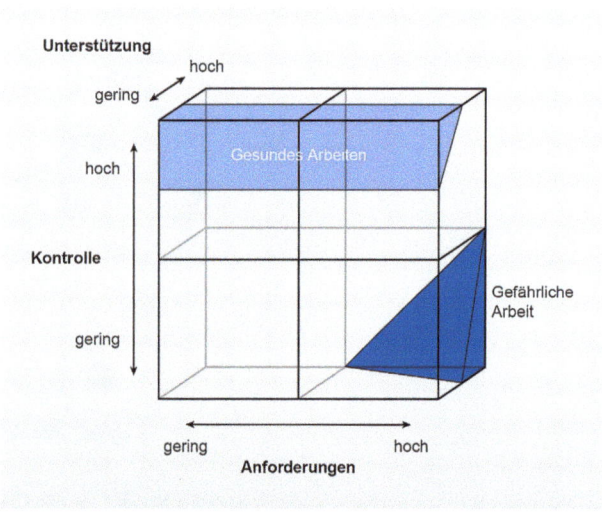

kalendarisches Alter und hatten die wenigsten AU-Tage. Das Forschungsteam nimmt an, dass Manager in ihrer Studie viele Ressourcen haben, die das hohe Arbeitspensum kompensieren. Darunter fallen unter anderem soziale Unterstützung und Arbeitszufriedenheit (Freude et al. 2010, S. 23, 26).

3.4.11.1   Soziale Unterstützung

Die Stressforschung zeigt, dass ein Mitarbeiter, der in ausreichendem Maße soziale Unterstützung von Seiten der Betriebsführung und den Arbeitskollegen erfährt, Situationen mit hohen Anforderungen und geringer Kontrolle besser meistern kann (Karasek und Theorell 1992; Karasek 2016; EU Kommission 2000, S. 21).

Insbesondere in schwierigen Arbeitssituationen hat soziale Unterstützung einen signifikant positiven Effekt (Ilmarinen 2005, S. 209). Zur sozialen Unterstützung zählen nach Stadler und Spieß (2003) folgende Formen und Verhaltensweisen: materielle Unterstützung, Unterstützung durch helfendes Verhalten, emotionale Unterstützung, Feedback, informative Unterstützung, positive gesellige Aktivitäten und die Zugehörigkeiten zu einem Netzwerk. Zudem fördern eine Gemeinschaft, die zusammenhält sowie ein vertrauensvolles Teamklima die Arbeitszufriedenheit und Leistungsfähigkeit des Mitarbeiters. Daraus kann das Unternehmen hinsichtlich Fehlzeiten und Fluktuation positiv beeinflusst werden (Stadler und Spieß 2003). Wie die Umfrage der BAUA aus dem Jahr 2012 zeigt, empfindet eine deutliche Mehrheit der Befragten die Zusammenarbeit mit den Kollegen sowie die Unterstützung von Kollegen als gut. Weniger gut schneidet hingegen die Unterstützung vom direkten Vorgesetzten ab (BAuA 2013, S. 76–79, 84) (siehe ◘ Abb. 3.17).

Weil durch soziale Unterstützung gesundheitsfördernde Ressourcen aufgebaut werden, haben sie zudem eine positive Wirkung auf die Gesundheit und dadurch auf das biologische Alter (Stadler und Spieß 2003). Gerade in einer Zeit, in der soziale Bindungen in der Familie und im sonstigen privaten sozialen Umfeld fragiler werden, kommt dem Zusammenhalt am Arbeitsplatz eine besonders große Bedeutung zu.

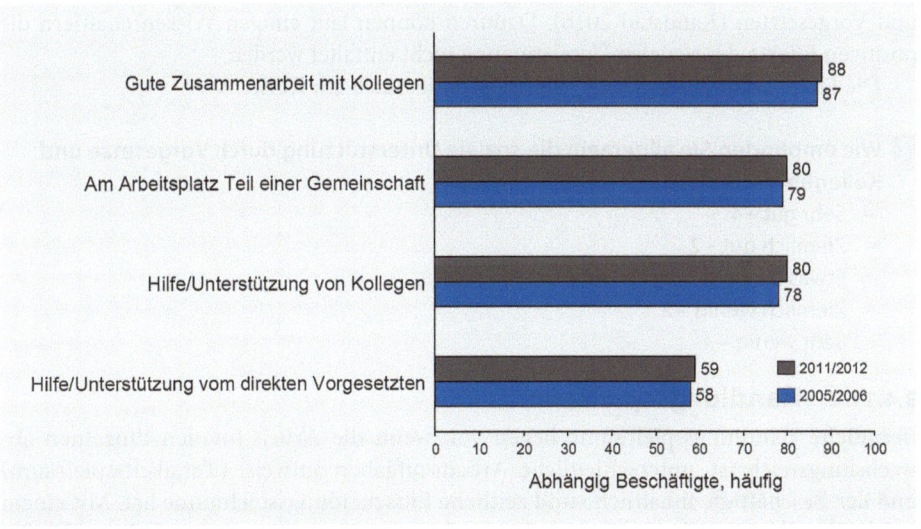

◘ **Abb. 3.17**   Empfundene soziale Unterstützung am Arbeitsplatz in Deutschland (nach BAuA 2013, S. 77). Eigene Darstellung

3

Ist die soziale Unterstützung dagegen gering, fehlt ganz oder sind die Arbeitsgegebenheiten durch Konflikte gekennzeichnet, ist der Mitarbeiter in Abhängigkeit seiner Resilienz eher anfälliger für Erkrankungen psychischer und physischer Natur. In zahlreichen Studien lässt sich eine Verbindung zwischen der Qualität und Quantität von sozialen Beziehungen und dem Gesundheitszustand feststellen (Vogli et al. 2007; Uchino 2006); Holt-Lunstad et al. (2010) fanden in ihrer Metaanalyse von über 148 Studien heraus, dass soziale Unterstützung das Mortalitätsrisiko deutlich senken kann. Negative Beziehungen und wenig soziale Unterstützung sind hingegen mit stärkeren Kreislaufreaktionen und erhöhtem Blutdruck in Stresssituationen verbunden. Diese physiologischen Reaktionen können kardiovaskuläre Krankheiten begünstigen. Des Weiteren stehen soziale Kontakte in Zusammenhang mit dem Immunsystem, wodurch es bei geringer sozialer Interaktion zu Infektionskrankheiten kommen kann (Kiecolt-Glaser et al. 2010); Uchino et al. (2012) gingen der Frage nach, ob Beziehungen einen direkten Einfluss auf Körperzellen haben. Sie analysierten die Beziehungen von Studienteilnehmern und ermittelten die Telomerlänge. Die Wissenschaftler kategorisierten ihre Beziehungen in vier Gruppen: sozial unterstützend, feindselig, indifferent oder ambivalent. Uchino und seine Kollegen entdeckten, dass je mehr ambivalente Beziehungen die Studienteilnehmer hatten, desto kürzer waren ihre Telomere. Die Anzahl der unterstützenden Bindungen hatte dabei keinen Einfluss auf die Telomerlänge. Diese Zusammenhänge ließen sich für jede Altersgruppe nachweisen, jedoch gab es Unterschiede zwischen den Geschlechtern. Eine hohe Anzahl ambivalenter Beziehungen bei Frauen ging signifikant mit verkürzten Telomeren einher. Uchino und seine Kollegen fügen an, dass diese Ergebnisse mit anderen Studien übereinstimmen, welche nachweisen konnten, dass konflikthafte Beziehungen besonders bei Frauen einen starken Einfluss auf das Herz-Kreislauf-, Hormon- und Immunsystem haben. Daraus lässt sich ableiten, dass ein stabiles Beziehungsgefüge zwischen Arbeitskollegen und Vorgesetzten von entscheidender Rolle ist.

Entwicklungen wie die Technologisierung und Digitalisierung können auch Auswirkungen auf die soziale Beziehung in der Arbeitswelt haben. Zwar hat der ortsunabhängige Arbeitsplatz viele Vorteile, unterbindet jedoch den persönlichen Austausch mit Kollegen und Vorgesetzten (Randstad 2016). Dadurch können laut einigen Wissenschaftlern die positiven Effekte der sozialen Unterstützung nicht entfaltet werden.

Die Fragestellung des *Biotality-Index* orientiert sich am KFZA.

? **Wie empfinden Sie allgemein die soziale Unterstützung durch Vorgesetze und Kollegen?**
- Sehr gut +4
- Ziemlich gut +2
- Etwas 0
- Ziemlich wenig −2
- Sehr wenig −4

3.4.11.2   Handlungsspielraum

Berufliche Handlungsspielräume liegen vor, wenn die Arbeit für den Einzelnen abwechslungsreich ist, unterschiedliche Arbeitsaufgaben aufweist (Tätigkeitsspielraum) und der Beschäftigte inhaltliche und zeitliche Entscheidungsspielräume hat. Mit einem hohen Handlungsspielraum werden Herausforderungen weniger belastend empfunden (EU Kommission 2000, S. 19 f.); Hackman und Oldham (1976) sowie Rau und Buyken (2015) erkennen, dass eine Aufgabenvielfalt dem Beschäftigten einen Wechsel zwischen dem Einsatz verschiedener Fähigkeiten und Fertigkeiten ermöglicht und es zu einer geringeren Fehlbeanspruchung kommt. Stress kann dadurch vorgebeugt, psychische Gesundheit nachhaltig gestärkt und vitalitätsreduzierende Folgen vermieden werden. Für den Menschen ist der Handlungsspielraum deshalb wichtig, da er nicht ausschließlich durch den Lohn motiviert wird. Vielmehr ist es wichtig, Verantwortung übertragen zu bekommen und im vernünftigen Rahmen die Möglichkeit zu erhalten, selbst zu entscheiden, wie eine bestimmte Arbeitsaufgabe ausgeführt wird. Auch die Bestimmung des Pausenzeitpunkts gehört zum Handlungsspielraum. Diese Selbstständigkeit wirkt motivierend, optimale Leistung zu bringen. Wissenschaftlern zufolge gibt ein hoher Handlungsspielraum dem Mitarbeiter zusätzlich das Gefühl, dass man ihm die Bewältigung zutraut (EU Kommission 2000, S. 55 f.).

In der BAuA-Umfrage zum Stressempfinden 2012 gaben 67 % der Befragten an, die eigene Arbeit selbst planen und einteilen zu können, wobei der Einfluss auf die Arbeitsplanung/-einteilung und auf die Arbeitsmenge mit dem Alter zunimmt. Vollzeitbeschäftigte und Führungskräfte verfügen häufiger über Handlungsspielräume (BAuA 2013, S. 69, 76) (siehe ◘ Abb. 3.18).

Umgekehrt kann ein geringer Handlungsspielraum Stress fördern. Vorschriften über Zeitpunkt, Dauer und Art und Weise der Auftragserfüllung setzen den Mitarbeiter unter Druck und provozieren psychische und physische Fehlbeanspruchungen. Forscher der Arbeitsmedizin erkannten einen Zusammenhang zwischen den Arbeitsanforderungen und dem Handlungsspielraum und Abnutzungserscheinungen des Organismus. Menschen mit hoher Arbeitsbelastung, aber geringen Spielräumen im Vergleich zu Menschen mit hoher Belastung und großer Handlungsfreiheit, weisen ein höheres Stressempfinden und ein höheres Krankheitsrisiko auf. So steigt das Herzinfarktrisiko bei geringerem Handlungsspielraum zwei- bis viermal höher an (EU Kommission 2000, S. 20). Wissenschaftlich gesicherte Zusammenhänge konnten nach Rau und Buyken (2015, S. 125) des Weiteren zwischen Handlungsspielraum und Depressionen gezeigt werden.

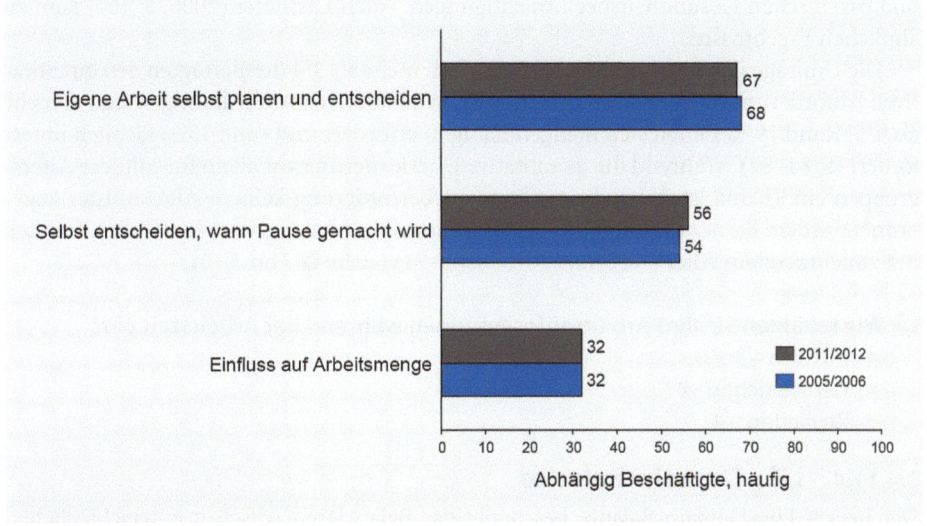

◘ **Abb. 3.18** Empfundener Tätigkeitsspielraum in Deutschland (nach BAuA 2013, S. 69). Eigene Darstellung

3

❓ **Wie empfinden Sie den Handlungsspielraum bei Ihrer beruflichen Tätigkeit?**
- Sehr gut +4
- Ziemlich gut +2
- Etwas 0
- Ziemlich wenig −2
- Sehr wenig −4

3.4.11.3   Arbeitsanforderungen (Über-/Unterforderung)

Arbeitsanforderungen können quantitativ (Arbeitsmenge) und qualitativ (Arbeitsinhalt und Arbeitskontext) beschrieben werden. Sind die Arbeitsanforderungen für den Mitarbeiter passend, steigert dies die Arbeitszufriedenheit und wirkt stressentlastend. Sind die beruflichen Anforderungen im Verhältnis zu den Fähigkeiten, der Ausbildung und den Voraussetzungen des einzelnen Beschäftigten zu hoch, können quantitative und qualitative Überforderung von Sinnen und Gehirn folgen. Wissenschaftlern zufolge kann sich der Mensch nur auf eine Sache zu einem Zeitpunkt konzentrieren. Durch die Reizüberflutung gelangt der Mensch in einen Stresszustand. Dauert dieser länger an und sind Kompensationsmechanismen nicht ausreichend verfügbar, können Erschöpfungszustände folgen (Burn-out) (Schneglberger 2010, S. 52–54). Seibel und Lühring (1984, S. 162) konnten in ihrer Studie an 840 Mitarbeitern unterschiedlicher Unternehmen zeigen, dass qualitative Überforderung zu einer Beeinträchtigung der psychischen Gesundheit von Mitarbeitern führen kann. Eine Erhöhung der Qualifikationen durch Weiterbildung kann hier entgegen wirken.

Aber auch qualitative und quantitative Unterforderung können die Vitalität des Mitarbeiters schaden. Eine qualitative Unterforderung ist bspw. vorhanden, wenn Fähigkeiten und Fertigkeiten nicht entsprechend eingesetzt werden können (Kernen 2005, S. 66). Der Beschäftigte hat das Gefühl mehr leisten zu können als vom Unternehmen verlangt wird. Dauerhaft führt dies zu Unzufriedenheit und Frustrationserlebnissen. Dadurch können Erschöpfungszustände resultieren (Bore-out). Seibel und Lühring (1984, S. 53) belegten in ihrer Studie einen signifikanten Zusammenhang zwischen Unterforderung und psychischen Gesundheitsbeeinträchtigungen. Auch Lasshofer (2006, S. 167) kam zu ähnlichen Ergebnissen.

Die Umfrage der BAuA 2012 ergab, dass sich mehr als 3/4 der Befragten den quantitativen Anforderungen gewachsen fühlen, bei den qualitativen Anforderungen sind es mehr als 4/5. Rund 19 % fühlen sich mengenmäßig überfordert und rund 13 % fachlich unterfordert (S. 84–87). Während die quantitative Überforderung vor allem für mittlere Altersgruppen ein Thema ist, kann die qualitative Überforderung keinem Altersmuster zugeordnet werden. Ferner nimmt die Unterforderung sowohl mengenmäßig als auch fachlich mit zunehmendem Alter ab (BAuA 2013, S. 85–91) (siehe ◘ Abb. 3.19).

❓ **Wie schätzen Sie Ihre Arbeitsanforderungen während der Arbeitszeit ein?**
- Zu hoch −4
- Gerade richtig +4
- Zu niedrig −4

3.4.11.4   Life-Domain-Balance

Der Begriff Life-Domain-Balance beschreibt das Balancieren zwischen unterschiedlichen Lebensbereichen mit dem Ziel eine Verbesserung der Lebensqualität zu erreichen und gesundheitliche Beschwerden zu mindern. Schwerpunktmäßig meint der Ausdruck, die

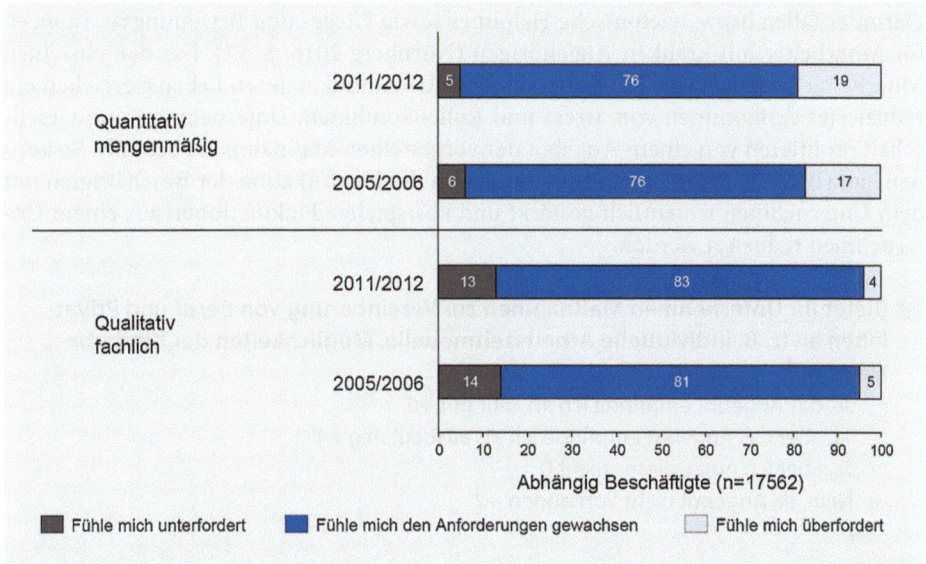

○ **Abb. 3.19**   Wahrgenommene Arbeitsanforderung in Deutschland (nach BAuA 2013, S. 85). Eigene Darstellung

Balance zwischen den Möglichkeiten und Anforderungen der Erwerbstätigkeit und anderer Lebenstätigkeiten. Die Life-Domain-Balance ist die konzeptuelle Erweiterung der gängigen Work-Life-Balance, da sie Arbeit als einen zentralen Bestandteil des Lebens betrachtet (Ulich, 2018). Entwicklungen, wie der demografische Wandel, der technische Fortschritt, die Globalisierung und die Veränderung von Familien- und Geschlechterverhältnissen haben die Anforderungen an jeden Einzelnen in verschiedenen Lebenskontexten zunehmen lassen. Einige belastende Aufgaben, wie Hausarbeiten, Kinderbetreuung, Gesundheitsvorsorge, Weiterbildungen, Pflege von Familienmitgliedern sowie das Ausführen privater Hobbies gilt es im Arbeits- und Lebensrhythmus in Einklang zu bringen (BMFSFJ 2005, S. 13–15).

Nicht immer ist es möglich, die Erwartungen von Berufs- und Privatleben gleichermaßen zu erfüllen. Der Druck, welcher mit diesen Erwartungen einhergeht, führt oftmals zu psychischen und/oder physischen Beschwerden (Nürnberg 2016, S. 17). Dies hat zur Folge, dass sich Mitarbeiter oftmals in der Freizeit nicht ausreichend erholen können.

Insbesondere die Vereinbarkeit von Beruf und Familie stellt einige Mitarbeiter vor Herausforderungen. Heutzutage arbeiten zunehmend beide Elternteile (Statistisches Bundesamt 2013). Für viele berufstätige Eltern kommt es daher zu einer Doppelbelastung, dem sogenannten Work-Family-Konflikt. Dabei führt das Nachgehen einer Arbeitstätigkeit nicht nur zu Konflikten mit der Haushaltsführung, sondern auch mit der Freizeitgestaltung, die ebenfalls zu Stress führen kann (Bellavia und Frone 2005).

Das Unternehmen kann durch Maßnahmen für einen Ausgleich zwischen Belastungs- und Erholungsphasen sorgen und diesen Balance-Akt unterstützen (BMFSFJ 2005, S. 14–16). Insbesondere in der Arbeitszeitgestaltung finden sich Umsetzungsbeispiele. Diese sind bspw. Gleitzeit, Telearbeit, Sabbatical oder Job-Sharing. Auch eine betriebseigene Kinderbetreuung mit Öffnungszeiten, die an die Arbeitszeiten der Eltern angepasst sind, trägt zur Vereinbarkeit von Arbeit und Familienleben bei. Einige Unternehmen bieten ihren Beschäftigten auch Employee Assistance Programs (EAP) an.

3

Darunter fallen bspw. telefonische Helplines sowie Pflege- und Betreuungsassistancen für Mitarbeiter mit kranken Angehörigen (Nürnberg 2016, S. 17). Für den einzelnen Mitarbeiter bedeutet eine Vereinbarkeit von Arbeit und anderen Lebensbereichen ein reduziertes Aufkommen von Stress und Rollenkonflikten. Unternehmen und Gesellschaft profitieren von einem Angebot der vorgestellten Maßnahmen ebenfalls. So können laut (BMFSFJ 2005, S. 6 f.) unter anderem die Identifikation der Beschäftigten mit dem Unternehmen wesentlich gestärkt und kostspielige Fluktuationen aus einem Unternehmen reduziert werden.

❓ Bietet Ihr Unternehmen Maßnahmen zur Vereinbarung von Beruf und Privatleben an (z. B. individuelle Arbeitszeitmodelle, Möglichkeiten der Kinderbetreuung)?
  ▬ Ja, das Angebot empfinde ich als sehr gut +6
  ▬ Ja, aber das Angebot empfinde ich als ausbaufähig +4
  ▬ Ja, aber ich nutze dieses nicht 0
  ▬ Nein, da Angebot nicht vorhanden −2

3.4.12   Psychische Belastungen im Privatleben

Für das biologische Alter sind nicht nur die Stressoren in der Arbeit wichtig, sondern auch das Stressempfinden in der Freizeit. Pöthig et al. (2011, S. 201) beschreiben, dass eine Fehlbeanspruchung der Seele durch emotional-sozialen Stress zu chronischen Schmerzzuständen und psychosomatischen Fehladaptionen führen kann. Das Forscherteam um Elizabeth Blackburn von der University of California verglich Immunzellen von insgesamt 58 Frauen, von denen 19 Frauen sich um ein gesundes Kind kümmerten und 39 Teilnehmerinnen einen chronisch kranken Nachwuchs pflegten. Bezogen auf das biologische Alter konnten sie feststellen, dass die gestressten Mütter der kranken Kinder weitaus kürzere Telomere und ein geschwächtes Immunsystem aufwiesen (Epel et al. 2004). Dies liegt unter anderem an der veränderten Hormonlage durch emotionalen Stress (Cohen et al. 2006). Insgesamt wird die Vitalitätsabnahme beschleunigt.

Emotionaler Stress kann durch eine Vielzahl von kritischen Lebensereignissen ausgelöst werden (Holmes und Rahe 1967). Die ◘ Abb. 3.20 zeigt eine Rangfolge, beginnend mit besonders stressigen Belastungen wie Veränderungen in der Familie.

Wie relevant emotionaler Stress durch private Ereignisse ist, zeigen repräsentative Ergebnisse des Fürstenberg Instituts 2015, das Beratungsanlässe im BEM auswertet. Die Kernaussagen wurden in der Zeitschrift Personalwirtschaft vorgestellt. Auf Platz eins liegen inzwischen mit 1/3 aller Beratungsanlässen Probleme in der Partnerschaft oder im sozialen Umfeld. Diese führen zu einer Beeinträchtigung der Leistungsfähigkeit, bis hin zu einer psychischen Krise, die zum Arbeitsausfall führen kann. Insbesondere Trennungsfälle lassen Menschen emotionalen Stress empfinden, der in Depressionen münden kann. Weitere emotional belastende Anlässe sind Berufstätigkeit beider Partner und Vereinbarungen im Alltag durch steigende Anforderungen. Erwartete Erreichbarkeit kann diesen Effekt noch verstärken (Siemann 2016); Holmes und Rahe (1967) konstatieren, dass negativ bewertete Belastungen eine größere Auswirkung auf die Gesundheit haben, daher werden bei der Auswertung des Fragebogen zum *Biotality-Index* entsprechend mehr biologische Jahre hinzugefügt.

Stress-punkte	Lebensereignis	Stress-punkte	Lebensereignis
100	Tod Lebenspartner	36	Berufswechsel
72	Scheidung	35	Ehestreit
63	Tod Familienangehöriger	31	Aufnahme eines größeren Kredits
53	Eigene Verletzung oder Krankheit (mittlere Schwere)	29	Neuer Verantwortungsbereich im Beruf
47	Verlust des Arbeitsplatzes	23	Ärger mit dem Chef
45	Eheliche Aussöhnung, Ruhestand	20	Wohnungswechsel
44	Krankheit in der Familie	15	Änderung der Essgewohnheit
40	Schwangerschaft	13	Urlaub
39	Familienzuwachs, Arbeitsplatzwechsel, sexuelle Schwierigkeiten	12	Weihnachten
38	Erhebliche Einkommensveränderungen	11	Geringfügige Gesetzesüberschreitung

◘ **Abb. 3.20** Mittlerer Belastungswert kritischer Lebensereignisse (nach Holmes und Rahe 1967). Eigene Darstellung

❓ **Gab es in den letzten zwei Jahren kritische Lebensereignisse im Privatleben (z. B. Beziehungsprobleme, Pflege eines Angehörigen, familiäre Veränderungen, Tod einer nahestehenden Person, Konflikt oder Krankheit)?**
- Ja, diese haben mich gestresst −4
- Ja, diese haben mich nicht sehr gestresst 0
- Nein +4

3.4.13 Ressourcen in der Freizeit

Im Kontext der Gesundheit ist auch das Zusammenspiel von Arbeits- und Ruhezeit zu berücksichtigen. So ist das „Abschalten können von der Arbeit" (Detachment) ein wichtiger Indikator für das Gelingen der Grenzziehung bzw. Integration von Arbeit und Privatleben. Auch die Rückstellung der durch die Arbeit entstandenen Beanspruchungsfolgen (z. B. Ermüdung, kognitive und emotionale Belastung) soll erreicht werden. Regelmäßige Erholung ist notwendig, um die eigene Leistungsfähigkeit und Gesundheit zu erhalten, da der Körper nicht darauf ausgelegt ist, starke Anspannungssituationen über einen längeren Zeitpunkt auszuhalten (Blackburn et al. 2017, S. 114). Dabei wirken sich Pausen auf zwei Ebenen aus. Auf der physiologischen Ebene werden bestimmte Köperprozesse verändert. Durch die Aktivierung des Parasympathikus verändert sich unter anderem der Spannungszustand der Muskulatur. Atmung, Herzfrequenz und Blutdruck werden langsamer (Blackburn et al. 2017, S. 187–188). Im Zustand der Entspannung lassen sich zudem veränderte Hirnströme feststellen. In Erholungsphasen erfolgt ferner ein Abbau der Stresshormone, sowie ein Rückgang von Entzündungsmarkern. Diese Reaktionen wirken sich auf das biologische Alter günstig aus. Entspannung äußert sich aber auch auf der psychischen Ebene mit einem angenehmen Gefühl der Ruhe und des Wohlbefindens. Durch diese Distanz können neue Kräfte gesammelt werden, um neue (berufliche) Aufgaben bewältigen zu können. Zusätzlich hat Entspannung in der Freizeit auch einen präventiven Charakter, da ein entspannter Körper schwerer

3

Stress erleben kann, weil zum Stress immer ein hohes körperliches Anspannungsniveau gehört (Puterman et al. 2015).

Zu wenig Erholung sorgt umgekehrt für ein hohes Stresslevel, das, wie bereits erörtert, auf Dauer gesundheitlich schwächt und biologisch altern lässt.

Laut DGB-Umfrage können 25 % aller Arbeitnehmer kaum mehr abschalten, weil sie auch nach Dienstschluss und am Wochenende erreichbar bleiben. Rund jeder Zweite (56 %) hat im Feierabend wegen Überstunden oder langen Pendelzeiten keine ausreichende Möglichkeit, für eine gute persönliche Gesamtverfassung zu sorgen.

Zusätzlich können private Stressoren (z. B. Pflege eines Angehörigen) den Mitarbeiter in der arbeitsfreien Zeit nicht erholen lassen (siehe 3.4.12).

Neben Schlaf, dem wirksamsten Erholungsprogramm, kann auch über die Freizeitgestaltung Entspannung erreicht werden (Puterman et al. 2015; Blackburn et al. 2017, S. 114). Dabei ist es nicht zielführend, die arbeitsfreie Zeit mit möglichst vielen Aktivitäten zu füllen, die ebenfalls stressen können. Für den Erholungswert kommt es darauf an, dass die Entspannungsmaßnahme tatsächlich ein Gegengewicht zu den Belastungen in Alltag und Beruf schafft. Erholsame Freizeitaktivitäten sind mehr durch die Freude bei der Ausführung und weniger durch das Ergebnis bestimmt. Eine Möglichkeit stellt bspw. Sport dar, durch den die Rückstellungs- oder Wiederherstellungsprozesse verbrauchter Kräfte in Gang gebracht werden. Durch die körperliche Aktivität werden Endorphine und Serotonin produziert, die die Stresshormone neutralisieren. Klaperski et al. (2014) untersuchten die Wirkung eines Sportprogramms auf die subjektive und physiologische Stressreaktion. Dabei kamen sie zu dem Ergebnis, dass nach dem zwölf-wöchigen Programm die Cortisolkonzentration und Herzfrequenz abnahmen. Zudem zeigte sich bei den Studienteilnehmern ein Rückgang der subjektiven Stressreaktivität, wodurch insgesamt ein positiver Effekt von Sport auf die Stressreaktion des Körpers belegt wurde.

Eine andere Entspannungsmöglichkeit kann Meditation sein. Hierbei werden ebenfalls Glückshormone zur Reduzierung der Stresshormone ausgeschüttet (Turakitwanakan et al. 2013). Dass Entspannung langfristig auch Effekte auf das biologische Alter hat, zeigen Lavretsky et al. (2013). In ihrer Studie stellten sie fest, dass bereits zwölf Minuten Yoga am Tag den Telomerase- Spiegel um 43 % erhöhen und Entzündungsvorgänge im Körper reduzieren lassen.

Im KFZA ist keine Frage zur Erholungsmöglichkeit in der Freizeit vorzufinden. In anderen BAuA-Analyse-Tools werden dagegen Schutzfaktoren in der Arbeit und Freizeit, die zur Rückstellung oder Wiederherstellung verbrauchter Kräfte hilfreich sein können, abgefragt (Rothe 2013). An diesen orientiert sich auch die folgende Fragestellung.

❓ **Wie oft ist es in den letzten vier Arbeitswochen vorgekommen, dass Sie sich nach Ihrer arbeitsfreien Zeit erholt fühlten?**
  - Nie −4
  - Selten −2
  - Oft +2
  - Immer +4

3.5 Fragebogen zum *Biotality-Index* im Gesamten

■ **Hinweise zum Ausfüllen des Fragebogens zum *Biotality-Index***

Der Fragebogen ermittelt Ihre individuellen und arbeitsplatzbezogenen Vitalitätsfaktoren, um Ihr biologisches Alter einzuschätzen.

Über die Ergebnisse können Sie mit Ihrem Betriebsarzt sprechen.

Die Teilnahme an dem Fragebogen ist freiwillig. Wir hoffen jedoch, dass Sie die Möglichkeit nutzen, den Fragebogen auszufüllen. Hiermit werden Möglichkeiten zur Verhaltens- und Verhältnisoptimierung im Privaten und im Unternehmen aufgezeigt, die Ihre Vitalität steigern können.

- **Anleitung zum Ausfüllen des Fragebogens zum *Biotality-Index***

Kreuzen Sie jeweils die eine Antwort an, die Ihre Meinung am besten wiedergibt.

Addieren Sie die jeweiligen Zahlenwerte hinter Ihrer Antwort.

Das Ergebnis ist Ihr ***Biotality-Index***, mit dem Sie sich in die untenstehenden Bereiche einordnen können.

1. Geschlecht

? Was ist Ihr Geschlecht?
- Frau (jünger als 50 Jahre) +4
- Frau (zwischen 50–60 Jahre) + 2
- Frau (älter als 60 Jahre) 0
- Mann 0

2. Subjektives Alter

? Wie fühlen Sie sich im Vergleich zu Gleichaltrigen?
- Ich fühle mich jünger +2
- Ich fühle mich vergleichbar 0
- Ich fühle mich älter −2

3. Bewegung

? 3.1 An wie vielen Tagen pro Woche bewegen Sie sich im Alltag 30 Minuten (davon mindestens zehn Minuten am Stück) bei kaum erhöhter Anstrengung und leichtem Schwitzen (z. B. Spazieren gehen, Rad fahren zur Arbeit)?
- An keinem Tag −4
- An ein bis zwei Tagen −2
- An drei bis vier Tagen 0
- An fünf bis sieben Tagen +3

? 3.2 An wie vielen Tagen pro Woche treiben Sie Sport bei erhöhter Anstrengung und stärkerem Schwitzen (z. B. intensives Schwimmen, Jogging, Radsport)?
- An keinem Tag −2
- An einem Tag 0
- An zwei bis drei Tagen +3
- An mehr als drei Tagen +5

? 3.3 Wie lange ist Ihre geschätzte Sitzdauer an einem typischen Arbeitstag?
- Zehn Stunden −4
- Sechs Stunden −2
- Vier Stunden 0
- Weniger als vier Stunden 1

3

❓ 3.4 Haben Sie im Arbeitsalltag die Möglichkeit sich kurz zu bewegen und/oder Ihre Position zu wechseln (z. B. durch einen höhenverstellbaren Tisch)?
- Ja, ich habe die Möglichkeit +1
- Nein, ich habe keine Möglichkeit −1

4. Ernährung

❓ 4.1 An wie vielen Tagen in der Woche essen Sie eher deftige Speisen, Fastfood, Kuchen oder Fertiggerichte?
- Mehrmals pro Woche − 2
- Einmal pro Woche −1
- Selten 0
- Nie +1

❓ 4.2 An wie vielen Tagen pro Woche essen Sie Gemüse und Obst?
- Einmal pro Woche −3
- Jeden zweiten Tag −1
- Jeden Tag +2
- Mehrmals pro Tag +4

❓ 4.3 An wie vielen Tagen pro Woche essen Sie Fisch?
- Nie oder Selten −2
- Ein- bis zweimal pro Woche 0
- Öfter als zweimal pro Woche +1

❓ 4.4 Gibt es Phasen, in denen Sie bewusst fasten (z. B. intermittierendes Fasten, Fastenkuren, Dinner Cancelling)?
- Ja, regelmäßig +4
- Ja, selten +2
- Nein 0

❓ 4.5 Wie viel ungesüßte Getränke (z. B. Wasser, Kaffee, Tee) trinken Sie durchschnittlich pro Tag?
- Weniger als 1,5 Liter 0
- Mehr als 1,5 Liter +2

❓ 4.6 Wie viel gesüßte Getränke (z. B. Limonade, Säfte oder Saftschorlen, gesüßter Kaffee, Energydrinks) nehmen Sie durchschnittlich pro Tag zu sich?
- Mehr als 0,6 Liter −2
- Mehr als 0,24 Liter −1
- Keine 0

❓ 4.7 Wie hoch ist Ihr Body-Mass-Index (BMI)?
- Kleiner als 25 −0
- 25–30 −1
- Größer als 30 −3

3.5 · Fragebogen zum *Biotality-Index* im Gesamten

Bestimmen Sie Ihren Body- Mass- Index (BMI)																		
1,50	22	24	25	27	29	31	32	34	36	38	40	41	43	45	47	48	50	52
1,52	21	23	25	26	28	30	32	33	35	37	38	40	42	44	45	47	49	51
1,54	21	22	24	26	27	29	31	32	34	36	37	39	41	43	44	46	48	49
1,56	20	22	23	25	27	28	30	32	33	35	36	38	40	41	43	45	46	48
1,58	20	21	23	24	26	28	29	31	32	34	36	37	39	40	42	44	45	47
1,60	19	21	22	24	25	27	28	30	32	33	35	36	38	39	41	42	44	46
1,62	19	20	22	23	25	26	28	29	31	32	34	35	37	38	40	41	43	44
1,64	18	20	21	23	24	26	27	29	30	31	33	34	36	37	39	40	42	43
1,66	18	19	21	22	23	25	26	28	29	31	32	34	35	37	38	39	41	42
1,68	17	19	20	21	23	24	26	27	29	30	31	33	34	36	37	38	40	41
1,70	17	18	20	21	22	24	25	26	28	29	31	32	33	35	36	38	39	40
1,72	16	18	19	20	22	23	25	26	27	29	30	31	33	34	35	37	38	39
1,74	16	17	19	20	21	23	24	25	27	28	29	31	32	33	35	36	37	38
1,76	16	17	18	20	21	22	23	25	26	27	29	30	31	32	34	35	36	38
1,78	15	17	18	19	20	22	23	24	25	27	28	29	30	32	33	34	35	37
1,80	15	16	17	19	20	21	22	24	25	26	27	29	30	31	32	33	35	36
1,82	15	16	17	18	19	21	22	23	24	25	27	28	29	30	32	33	34	35
1,84	14	15	17	18	19	20	21	23	24	25	26	27	28	30	31	32	33	34
1,86	14	15	16	17	19	20	21	22	23	24	26	27	28	29	30	31	32	34
1,88	14	15	16	17	18	19	20	22	23	24	25	26	27	28	29	31	32	33
1,90	13	14	16	17	18	19	20	21	22	23	24	26	27	28	29	30	31	32
1,92	13	14	15	16	17	18	20	21	22	23	24	25	26	27	28	29	30	32
1,94	13	14	15	16	17	18	19	20	21	22	23	24	26	27	28	29	30	31
1,96	13	14	15	16	17	18	19	20	21	22	23	24	25	26	27	28	29	30
1,98	12	13	14	15	16	17	18	18	20	21	22	23	24	26	27	28	29	30
2,00	12	13	14	15	16	17	18	19	20	21	22	23	24	25	26	27	28	29
2,02	12	13	14	15	16	17	18	19	20	21	22	23	24	24	25	26	27	28
2,04	12	12	13	14	15	16	17	18	19	20	21	22	23	24	25	26	27	28
2,06	11	12	13	14	15	16	17	18	19	20	21	22	23	24	24	25	26	27
2,08	11	12	13	14	15	16	17	18	18	19	20	21	22	23	24	25	26	27
2,10	11	12	13	14	14	15	16	17	18	19	20	21	22	23	24	24	25	26
	50	54	58	62	66	70	74	78	82	86	90	94	98	102	106	110	114	118

Größe (m)

Körpergewicht (kg)

❓ 4.8 Wie ist Ihr Taillenumfang?
- Frau:
  - Kleiner als 80 cm 0
  - 80–88 cm −1
  - Größer als 88 cm −3
- Mann:
  - Kleiner als 94 cm 0
  - 94–102 cm −1
  - Größer als 102 cm +3

5. Blutwerte

❓ 5.1 Wie hoch ist Ihr LDL-Cholesterin?
- Größer als 190 mg/dl – 8
- 160–190 mg/dl – 6
- 130–159 mg/dl – 4
- Kleiner oder gleich 130 mg/dl 0
- Nicht bekannt −4
- Behandelt −2

❓ 5.2 Wie hoch ist Ihr HDL-Cholesterin?
- Größer als 60 mg/dl +4
- 50–60 mg/dl +2
- 40–49 mg/dl 0
- Kleiner als 40 mg/dl −4
- Nicht bekannt −2

6. Schlaf

❓ 6.1 Wie lange schlafen Sie durchschnittlich pro Nacht?
- Weniger als sieben Stunden −2
- Etwa sieben Stunden 0
- Mehr als sieben Stunden +2

❓ 6.2 Wie würden Sie insgesamt die Qualität Ihres Schlafes im Sinne von Erholung während der letzten vier Wochen beurteilen?
- Sehr gut +3
- Gut +1
- Schlecht −1
- Sehr schlecht −3

7. Suchtmittel

❓ 7.1 Rauchen Sie, oder haben Sie jemals geraucht?
- Nein 0
- Nein, aber ich habe früher geraucht −2
- Ja, aber weniger als fünf Zigaretten pro Tag −4
- Ja, bis zu 20 Zigaretten pro Tag −6
- Ja, mehr als 20 Zigaretten pro Tag −8

❓ 7.2 Wie viel Alkohol trinken Sie?

- Frau:
  - Keinen 0
  - Maximal ein Glas Wein pro Tag +1
  - Mehr als ein Glas Wein oder Bier oder andere alkoholische Getränke im Allgemeinen in regelmäßigen Abständen −2
- Mann:
  - Keinen 0
  - Maximal zwei Gläser Wein pro Tag +1
  - Mehr als zwei Gläser Wein oder Bier oder andere alkoholische Getränke im Allgemeinen in regelmäßigen Abständen −2

❓ 7.3 Haben Sie bereits vergeblich versucht Ihre Internet-Nutzung zu kontrollieren, zu vermindern oder zu stoppen?

- Ja −1
- Nein +1

8. Vorerkrankungen

❓ 8.1 Wie hoch ist Ihr Blutdruck?

- Größer als 160 mm/Hg −6
- 140–160 mm/Hg −4
- 120–139 mm/Hg −2
- Kleiner als 120 mm/Hg 0
- Nicht bekannt −3
- Behandelt −2

❓ 8.2 Besteht bei Ihnen die Diagnose Diabetes?

- Ja −6
- Nein 0
- Nicht bekannt und BMI kleiner als 30 −2

❓ 8.3 Liegt bei Ihnen eine Depression vor?

- Ja −6
- Nein 0

❓ 8.4 Hatten Sie einen Herzinfarkt oder Schlaganfall?

- Ja −12
- Nein 0

9. Genetische Dispositionen

❓ Hatten Ihre leiblichen Eltern oder Ihre Geschwister einen Herzinfarkt oder Schlaganfall?

- Ja, vor dem 55. Lebensjahr −4
- Ja, zwischen dem 55. und 70. Lebensjahr −2
- Ja, nach dem 70. Lebensjahr 0
- Nein 0

3

10. Psychische Belastungen

❓ 10.1 Wie häufig stehen Sie unter Zeitdruck in der Arbeit?
- Immer −4
- Oft −2
- Manchmal 0
- Selten +2
- Nie +4

❓ 10.2 Leiden Sie unter dem Gefühl der ständigen Erreichbarkeit?
- Ja −4
- Nein +4

❓ 10.3 Wie häufig kommt es durch ein hohes Arbeitspensum zu Überstunden?
- Häufig −2
- Selten 0
- Nie +2

❓ 10.4 Wie häufig empfinden Sie Lärm am Arbeitsplatz als störend?
- Nie +4
- Selten +2
- Manchmal 0
- Oft −2
- Immer −4

❓ 10.5 Arbeiten Sie in Schichten (Wechselschichten, Nachtschichten) und wenn ja, wie stark empfinden Sie die Beanspruchung der Schichtarbeit?
- Nein, ich arbeite nicht in Schichten 0
- Ja, sehr belastend −6
- Ja, unterschiedlich belastend −4
- Ja, überhaupt nicht belastend +2

❓ 10.6 Wie lange brauchen Sie täglich auf dem Weg zur Arbeit?
- Unter 45 Minuten 0
- 45–60 Minuten −1
- 60–90 Minuten −2
- 90–180 Minuten −3

11. Arbeitsplatz-Ressourcen

❓ 11.1 Wie empfinden Sie allgemein die soziale Unterstützung durch Vorgesetze und Kollegen?
- Sehr gut +4
- Ziemlich gut +2
- Etwas 0
- Ziemlich wenig −2
- Sehr wenig −4

? **11.2 Wie empfinden Sie den Handlungsspielraum bei Ihrer beruflichen Tätigkeit?**
- Sehr gut +4
- Ziemlich gut +2
- Etwas 0
- Ziemlich wenig −2
- Sehr wenig −4

? **11.3 Wie schätzen Sie Ihre Arbeitsanforderungen während der Arbeitszeit ein?**
- Zu hoch −4
- Gerade richtig +4
- Zu niedrig −4

? **11.4 Bietet Ihr Unternehmen Maßnahmen zur Vereinbarung von Beruf und Privatleben an (z. B. individuelle Arbeitszeitmodelle, Möglichkeiten der Kinderbetreuung)?**
- Ja, das Angebot empfinde ich als sehr gut +6
- Ja, aber das Angebot empfinde ich als ausbaufähig +4
- Ja, aber ich nutze dieses nicht 0
- Nein, da Angebot nicht vorhanden −2

12. Psychische Belastungen im Privatleben

? **Gab es in den letzten zwei Jahren kritische Lebensereignisse im Privatleben (z. B. Beziehungsprobleme, Pflege eines Angehörigen, familiäre Veränderungen, Tod einer nahestehenden Person, Konflikt oder Krankheit)?**
- Ja, diese haben mich gestresst −4
- Ja, diese haben mich nicht sehr gestresst 0
- Nein +4

13. Ressourcen in der Freizeit

? **Wie oft ist es in den letzten vier Arbeitswochen vorgekommen, dass Sie sich nach Ihrer arbeitsfreien Zeit erholt fühlten?**
- Nie −4
- Selten −2
- Oft +2
- Immer +4

> Ihr *Biotality-Index* beträgt: _____

3

Größer als +25	Ihr biologisches Alter liegt deutlich unter Ihrem kalendarischen Alter
+10 - +25	Ihr biologisches Alter liegt unter Ihrem kalendarischen Alter
+9 - -9	Ihr biologisches Alter entspricht in etwa Ihrem kalendarischen Alter
-10 - -25	Ihr biologisches Alter liegt über Ihrem kalendarischen Alter
Kleiner als -25	Ihr biologisches Alter liegt deutlich über Ihrem kalendarischen Alter

Literatur

ACS – American Cancer Society (Hrsg.). (2016). *Benefits of quitting smoking over time*. American Cancer Society. https://www.cancer.org/healthy/stay-away-from-tobacco/benefits-of-quitting-smoking-over-time.html.

Akerstedt, T., & Nilsson, P. M. (2003). Sleep as restitution. An introduction. *Journal of Internal Medicine, 254*(1), 6–12. https://doi.org/10.1046/j.1365-2796.2003.01195.x.

Ang, A. H., & Tang, W. H. (1984). *Probability concepts in engineering planning and design*. New York: Wiley.

Angersbach, D., Knauth, P., Loskant, H., Karvonen, M. J., Undeutsch, K., & Rutenfranz, J. (1980). A retrospective cohort study comparing complaints and diseases in day and shift workers. *International Archives of Occupational and Environmental Health, 45*(2), 127–140. https://link.springer.com/article/10.1007/BF01274132.

Ärztezeitung. (2000). Wie viel Alkohol macht krank? Trägt Alkohol zur Gesundheit bei? *Deutsche Ärztezeitung, 97*(22), 1538–1541. https://www.aerzteblatt.de/pdf/97/22/a1538.pdf?ts=28%2E07%2E2004+11%3A11%3A03#toolbar=1&statusbar=0&view=Fit. Zugegriffen am 10.07.2017.

Ärztezeitung online – Ärztezeitung (Hrsg.). (2008). *Kardiologen: Mäßig viel Wein schützt das Herz – Bier bringt dagegen nichts*. http://www.aerztezeitung.de/medizin/krankheiten/herzkreislauf/article/509448/kardiologen-maessig-wein-schuetzt-herz-bier-bringt-dagegen-nichts.html

Assmann, G., Cullen, P., & Schulte, H. (2002). Simple scoring scheme for calculating the risk of acute coronary events based on the 10-year follow-up of the Prospective Cardiovascular Munster (PROCAM) study. *Circulation, 105*(3), 310–315. https://doi.org/10.1161/hc0302.102575.

Babizhayev, M. A., Savel'yeva, E. L., Moskvina, S. N., & Yegorov, Y. E. (2011). Telomere length is a biomarker of cumulative oxidative stress, biologic age, and an independent predictor of survival and therapeutic treatment requirement associated with smoking behavior. *American Journal of Therapeutics, 18*(6), e209–e226. https://doi.org/10.1097/MJT.0b013e3181cf8ebb.

Barth, S. (2009). *Basics Ernährungsmedizin* (1. Aufl.). München: Elsevier/Urban & Fischer (Basics).

BAuA. (1996). AWE 98 „Lärmbeurteilung – Extra-aurale Wirkungen: Auswirkungen von Lärm auf Gesundheit, Leistung und Kommunikation". In *Bundesanstalt für Arbeitsschutz und Arbeitsmedizin*. Zugegriffen am 01.03.2017.

BAuA. (2010). *Psychische Belastung und Beanspruchung im Berufsleben. Erkennen – gestalten.* (Unter Mitarbeit von K. Joiko, M. Schmauder und G. Wolff. 5. Aufl.). Dortmund: BAuA.

BAuA. (Hrsg.). (2013). *Stressreport Deutschland 2012. Psychische Anforderungen, Ressourcen und Befinden.* (Unter Mitarbeit von A. Lohmann-Haislah und M. Schütte. Bundesanstalt für Arbeitsschutz und Arbeitsmedizin). Dortmund: Bundesanstalt für Arbeitsschutz und Arbeitsmedizin. http://www.baua.de/de/Publikationen/Fachbeitraege/Gd68.pdf?__blob=publicationFile&v=5.

BAuA. (2015). *Volkswirtschaftliche Kosten durch Arbeitsunfähigkeit 2013*. www.baua.de/de/Informationen-fuer-die-Praxis/Statistiken/Arbeitsunfaehigkeit/Kosten.html. Zugegriffen am 29.07.2017.

BAuA. (2016a). *Arbeitszeitreport Deutschland 2016.* (Unter Mitarbeit von A. M. Wöhrmann, S. Gerstenberg, L. Hünefeld, F. Pund, A. Reeske-Behrens, F. Brenscheidt und B. Beermann). Bönen: Verlag Kettler GmbH.

BAuA. (2016b). Bericht „Die Auswirkungen arbeitsbezogener erweiterter Erreichbarkeit auf Life-Domain-Balance und Gesundheit". In *Bundesanstalt für Arbeitsschutz und Arbeitsmedizin*. Zugegriffen am 16.07.2017.

BAuA. (2016c). *Psychische Gesundheit in der Arbeitswelt – Lärm*. (Unter Mitarbeit von Andreas Liebl und Maria Kittel). Bundesanstalt für Arbeitsschutz und Arbeitsmedizin.

BAuA. (2017). *Volkswirtschaftliche Kosten durch Arbeitsunfähigkeit 2015*. https://www.baua.de/DE/Themen/Arbeitswelt-und-Arbeitsschutz-im-Wandel/Arbeitsweltberichterstattung/Kosten-der-AU/pdf/Kosten-2015.pdf?__blob=publicationFile&v=2. Zugegriffen am 29.07.2017.

BBSR. (2017). *Immer mehr Menschen pendeln zur Arbeit*. (Unter Mitarbeit von T. Pütz). Bundesinstitut für Bau-, Stadt-, und Raumforschung. http://www.bbsr.bund.de/BBSR/DE/Home/Topthemen/2017-pendeln.html. Zugegriffen am 29.07.2017.

Beard, K. W., & Wolf, E. M. (2001). Modification in the proposed diagnostic criteria for Internet addiction. *Cyberpsychology & Behavior: The Impact of the Internet, Multimedia and Virtual Reality on Behavior and Society, 4*(3), 377–383. https://doi.org/10.1089/109493101300210286.

Bellavia, G. M., & Frone, M. R. (2005). Work- family conflict. In E. K. Kelloway, J. Barling & M. R. Frone (Hrsg.), *Handbook of work stress* (S. 113–148). Thousand Oaks: Sage.

Benatti, F. B., & Ried-Larsen, M. (2015). The effects of breaking up prolonged sitting time: A review of experimental studies. *Medicine and Science in Sports and Exercise, 47*(10), 2053–2061. https://doi.org/10.1249/MSS.0000000000000654.

Benhamou, E., Benhamou, B., Auquier, A., & Flamant, R. (1989). Changes in patterns of cigarette smoking and lung cancer risk: Results of a case-control study. *British Journal of Cancer, 60*(4), 601–604. https://www.ncbi.nlm.nih.gov/pmc/articles/PMC2247103/pdf/brjcancer00120-0099.pdf. Zugegriffen am 29.07.2017.

Bjørk Petersen, C., Bauman, A., Grønbæk, M., Helge, J. W., Thygesen, L. C., & Tolstrup, J. S. (2014). Total sitting time and risk of myocardial infarction, coronary heart disease and all-cause mortality in a prospective cohort of Danish adults. *The International Journal of Behavioral Nutrition and Physical Activity, 11*, 13. https://doi.org/10.1186/1479-5868-11-13.

Blackburn, E. H., Epel, E., & Schmidt, T. (2017). *Die Entschlüsselung des Alterns. Der Telomer-Effekt* (Deutsche Erstausgabe, 1. Aufl.). München: Mosaik.

Block, J. J. (2008). Issues for DSM-V: Internet addiction. *The American Journal of Psychiatry, 165*(3), 306–307. https://doi.org/10.1176/appi.ajp.2007.07101556.

BMFSFJ. (Hrsg.). (2005). *Work Life Balance. Motor für wirtschaftliches Wachstum und gesellschaftliche Stabilität ; Analyse der volkswirtschaftlichen Effekte – Zusammenfassung der Ergebnisse. Deutschland. Stand: August 2005*. Berlin: Bundesministerium für Familie Senioren Frauen und Jugend (Wachstum, Stabilität, Effekte).

Boon, R. A., Lekushi, K., Lechner, S., Seeger, T., Fischer, A., Heydt, S., et al. (2013). MicroRNA-34a regulates cardiac ageing and function. *Nature, 495*(7439), 107–110. https://doi.org/10.1038/nature11919.

Carli, V., Durkee, T., Wasserman, D., Hadlaczky, G., Despalins, R., Kramarz, E., Wasserman, C., Sarchiapone, M., Hoven, C. W., Brunner, R., & Kaess, M. (2011). The association between pathological internet use and comorbid psychopathology: A systematic review. *Psychopathology, 46*(1), 1–13.

Caspersen, C. J., Powell, K. E., & Christenson, G. M. (1985). Physical activity, exercise, and physical fitness: Definitions and distinctions for health-related research. *Public Health Reports, 100*(2), 126–131.

Cava, E., & Fontana, L. (2013). Will calorie restriction work in humans? *Aging, 5*(7), 507–514. https://doi.org/10.18632/aging.100581.

Cavill, N., Kahlmeier, S., & Racioppi, F. (Hrsg.). (2006). *Physical activity and health in Europe. Evidence for action. ebrary, Inc; World Health Organization*. Copenhagen: World Health Organization Regional Office for Europe. http://site.ebrary.com/lib/academiccompletetitles/home.action

CDC. (2014). *The health consequences of smoking – 50 years of progress. A report of the surgeon general*. https://www.surgeongeneral.gov/library/reports/50-years-of-progress/full-report.pdf. Zugegriffen am 29.07.2017.

Chen, W., Gardner, J. P., Kimura, M., Brimacombe, M., Cao, X., Srinivasan, S. R., et al. (2009). Leukocyte telomere length is associated with HDL cholesterol levels: The Bogalusa heart study. *Atherosclerosis, 205*(2), 620–625. https://doi.org/10.1016/j.atherosclerosis.2009.01.021.

Codd, V., Nelson, C. P., Albrecht, E., Mangino, M., Deelen, J., Buxton, J. L., et al. (2013). Identification of seven loci affecting mean telomere length and their association with disease. *Nature Genetics, 45*(4), 422–7, 427e1–2. https://doi.org/10.1038/ng.2528.

Cohen, S., Doyle, W. J., & Baum, A. (2006). Socioeconomic status is associated with stress hormones. *Psychosomatic Medicine, 68*(3), 414–420. https://doi.org/10.1097/01.psy.0000221236.37158.b9.

3

Collins, J. J., Baase, C. M., Sharda, C. E., Ozminkowski, R. J., Nicholson, S., Billotti, G. M., et al. (2005). The assessment of chronic health conditions on work performance, absence, and total economic impact for employers. *Journal of Occupational and Environmental Medicine, 47*(6), 547–557. https://doi.org/10.1097/01.jom.0000166864.58664.29.

Cribbet, M. R., Carlisle, M., Cawthon, R. M., Uchino, B. N., Williams, P. G., Smith, T. W., et al. (2014). Cellular aging and restorative processes: Subjective sleep quality and duration moderate the association between age and telomere length in a sample of middle-aged and older adults. *Sleep, 37*(1), 65–70. https://doi.org/10.5665/sleep.3308.

D'Mello, M. J. J., Ross, S. A., Anand, S. S., Gerstein, H., McQueen, M., Yusuf, S., & Paré, G. (2016). Telomere length and risk of myocardial infarction in a MultiEthnic population: The INTERHEART study. *Journal of the American College of Cardiology, 67*(15), 1863–1865. https://doi.org/10.1016/j.jacc.2016.01.061.

DAK. (2015). Internetsucht: Eltern geben Kindern oft keine Regeln. Neue Studie von DAK-Gesundheit und Deutschem Zentrum für Suchtfragen zeigt Folgen intensiver Computernutzung. DAK. https://www.dak.de/dak/bundes-themen/internetsucht-im-kinderzimmer-1728418.html. Zugegriffen am 29.07.2017.

DAK. (2016a). *Die häufigsten Stressauslöser im Job.* https://www.dak.de/dak/gesundheit/stressausloeser-1838082.html. Zugegriffen am 29.07.2017.

DAK. (2016b). *Was ist Internetsucht? Wenn Online-Games süchtig machen: die neue Abhängigkeit im Kinderzimmer.* https://www.dak.de/dak/gesundheit/was-ist-internetsucht-1715156.html. Zugegriffen am 29.07.2017.

DAK (Hrsg.). (2017). *DAK-Gesundheitsreport 2017.* Hamburg: IGES Institut.

Danne, T., & Gallwitz, B. (2016). Nationale Diabetesstrategie: Wie kommen wir voran? In DDG (Hrsg.), *Deutscher Gesundheitsbericht Diabetes. Die Bestandsaufnahme* (S. 5–9). Mainz: Kirchheim.

Dean, W., & Morgan, R. F. (1988). In defense of the concept of biological aging measurement – current status. *Archives of Gerontology and Geriatrics, 7*(3), 191–210. https://doi.org/10.1016/0167-4943(88)90002-7.

Decker, F., & Decker, A. (2015). *Gesundheit im Betrieb. Vitale Mitarbeiter – leistungsstarke Organisationen* (2. Aufl.). Wiesbaden: Springer Fachmedien. (Edition Rosenberger). https://doi.org/10.1007/978-3-658-07355-8. Nachdruck 2015.

Demissie, S., Levy, D., Benjamin, E. J., Cupples, L. A., Gardner, J. P., Herbert, A., et al. (2006). Insulin resistance, oxidative stress, hypertension, and leukocyte telomere length in men from the Framingham Heart Study. *Aging Cell, 5*(4), 325–330. https://doi.org/10.1111/j.1474-9726.2006.00224.x.

Despeghel, M. (2016). *So senken Sie Ihr biologisches Alter. Das wissenschaftlich fundierte Programm, mit dem Sie jünger werden, als Sie eigentlich sind* (1. Aufl.). s.l.: riva. http://gbv.eblib.com/patron/FullRecord.aspx?p=4514803.

DGAUM. (2006). *Leitlinien Nacht- und Schichtarbeit.* Deutsche Gesellschaft für Arbeitsmedizin und Umweltmedizin e.V. http://inqa.gawo-ev.de/cms/uploads/Leitlinie%20Nacht-und%20Schichtarbeit.pdf?phpMyAdmin=Xr78vEy9vt0o,xb0Dy0xDi0dA29.

DGB. (2015). DGB-Index Gute Arbeit Der Report 2015. Wie die Beschäftigten die Arbeitsbedingungen in Deutschland beurteilen Mit dem Themenschwerpunkt: Multitasking, unzureichende Personalausstattung, Arbeit ohne Pause – Profilmerkmale der Arbeitshetze. In *Institut DGB-Index Gute Arbeit.* Zugegriffen am 15.07.2017.

DGE. (2010). Prävention durch moderaten Alkoholkonsum? DGE aktuell. http://www.dge.de/presse/pm/praevention-durch-moderaten-alkoholkonsum/. Zugegriffen am 29.07.2017.

DGE. (2016). *Vollwertige Ernährung.* Deutsche Gesellschaft für Ernährung e. V. Deutsche Gesellschaft für Ernährung e.V. http://www.dge.de/ernaehrungspraxis/vollwertige-ernaehrung/. Zugegriffen am 29.07.2017.

DGE. (2017a). *13. DGE-Ernährungsbericht* (1. Aufl.). Bonn: Deutsche Ges. f. Ernährung.

DGE. (2017b). *Ernährungskreis.* http://www.dge.de/ernaehrungspraxis/vollwertige-ernaehrung/ernaehrungskreis/. Zugegriffen am 02.07.2017.

DHL. (2015). *Bluthochdruck wirksam bekämpfen.* https://www.hochdruckliga.de/bluthochdruck.html. Zugegriffen am 29.07.2017.

DHS. (2011). *Qualitätsstandards in der betrieblichen Suchtprävention und Suchthilfe der Deutschen Hauptstelle für Suchtfragen. Ein Leitfaden für die Praxis.* http://www.dhs.de/fileadmin/user_upload/pdf/Arbeitsfeld_Arbeitsplatz/Qualitaetsstandards_DHS_2011.pdf. Zugegriffen am 29.07.2017.

DHS. (2017). DHS Jahrbuch Sucht 2017. Daten und Fakten. Hamm. Raiser, P. http://www.dhs.de/fileadmin/user_upload/pdf/news/2017-04-11_PM_daten_und_fakten_oS.pdf. Zugegriffen am 13.07.2017.

Dilmann, V. M. (1983). The law of deviation of homeostasis and diseases of aging. *Journal of Gerontology, 38*(2), 245. https://doi.org/10.1093/geronj/38.2.245.

DKFZ. (Hrsg.). (2009). *Tabakatlas Deutschland 2009.* (Unter Mitarbeit von M. Pötschke-Langer, U. Mons, K. Schaller, S. Stein, S. Kahnert, N. K. Schneider et al. Deutsches Krebsforschungszentrum). Heidelberg/Darmstadt: Steinkopff. http://gbv.eblib.com/patron/FullRecord.aspx?p=602707

DKV. (2011). *Daten & Fakten zum Rauchen.* (Unter Mitarbeit von Katharina Larisch). DKV. https://www.dkv.com/gesundheit-rauchen-daten-fakten-12538.html. Zugegriffen am 29.07.2017.

Doll, R., Peto, R., Boreham, J., & Sutherland, I. (2004). Mortality in relation to smoking: 50 years' observations on male British doctors. *BMJ (Clinical Research Ed.), 328*(7455), 1519. https://doi.org/10.1136/bmj.38142.554479.AE.

dpa. (2013). *Alkohol: Auch geringer regelmäßiger Konsum schädigt nachhaltig.* berlin.de. https://www.berlin.de/special/gesundheit-und-beauty/gesundheit/ratgeber/2364093-212-alkohol-auch-geringer-regelmaessiger-kon.html. Zugegriffen am 29.07.2017.

Drigny, J., Gremeaux, V., Dupuy, O., Gayda, M., Bherer, L., Juneau, M., & Nigam, A. (2014). Effect of interval training on cognitive functioning and cerebral oxygenation in obese patients: A pilot study. *Journal of Rehabilitation Medicine, 46*(10), 1050–1054. https://doi.org/10.2340/16501977-1905.

Dunstan, D. W., Howard, B., Healy, G. N., & Owen, N. (2012). Too much sitting – A health hazard. *Diabetes Research and Clinical Practice, 97*(3), 368–376. https://doi.org/10.1016/j.diabres.2012.05.020.

Edwards, M. K., & Loprinzi, P. D. (2017). Sedentary behavior, physical activity and cardiorespiratory fitness on leukocyte telomere length. *Health Promotion Perspective, 7*(1), 22–27. https://doi.org/10.15171/hpp.2017.05.

Ehrlenbach, S., Willeit, P., Kiechl, S., Willeit, J., Reindl, M., Schanda, K., Kronenberg, F., & Brandstätter, A. (2009). Influences on the reduction of relative telomere length over 10 years in the population-based Bruneck study: Introduction of a well-controlled high-throughput assay. *International Journal of Epidemiology, 38*(6), 1725–1734. https://doi.org/10.1093/ije/dyp273.

Ekblom-Bak, E., Hellénius, M.-L., & Ekblom, B. (2010). Are we facing a new paradigm of inactivity physiology? *British Journal of Sports Medicine, 44*(12), 834–835. https://doi.org/10.1136/bjsm.2009.067702.

Elks, C. E., & Scott, R. A. (2014). The long and short of telomere length and diabetes. *Diabetes, 63*(1), 65–67. https://doi.org/10.2337/db13-1469.

Epel, E. S., Blackburn, E. H., Lin, J., Dhabhar, F. S., Adler, N. E., Morrow, J. D., & Cawt, R. M. (2004). Accelerated telomere shortening in response to life stress. *Proceedings of the National Academy of Sciences of the United States of America, 101*(49), 17312–17315. https://doi.org/10.1073/pnas.0407162101.

Epel, E. S., Lin, J., Dhabhar, F. S., Wolkowitz, O. M., Puterman, E., Karan, L., & Blackburn, E. H. (2010). Dynamics of telomerase activity in response to acute psychological stress. *Brain, Behavior, and Immunity, 24*(4), 531–539. https://doi.org/10.1016/j.bbi.2009.11.018.

Erdmann, J., Linsel-Nitschke, P., & Schunkert, H. (2010). Genetic causes of myocardial infarction: New insights from genome-wide association studies. *Deutsches Ärzteblatt International, 107*(40), 694–699. https://doi.org/10.3238/arztebl.2010.0694.

Erdmann, J., Stark, K., Esslinger, U. B., Rumpf, P. M., Koesling, D., Wit, C., et al. (2013). Dysfunctional nitric oxide signalling increases risk of myocardial infarction. *Nature, 504*(7480), 432–436. https://doi.org/10.1038/nature12722.

EU. (2012). *The European Core Health Indicators (ECHI) shortlist of 88 health indicators identified by policy area.* https://ec.europa.eu/health/sites/health/files/indicators/docs/echi_shortlist_by_policy_area_en.pdf. Zugegriffen am 30.07.2017.

EU Kommission. (2000). *Streß am Arbeitsplatz – ein Leitfaden. „Würze des Lebens – oder Gifthauch des Todes?".* Luxemburg: Amt für Amtliche Veröff. der Europ. Gemeinschaften (Beschäftigung & Soziales Sicherheit und Gesundheit bei der Arbeit).

Evans, G. W., & Wener, R. E. (2006). Rail commuting duration and passenger stress. *Health Psychology: Official Journal of the Division of Health Psychology, American Psychological Association, 25*(3), 408–412. https://doi.org/10.1037/0278-6133.25.3.408.

Farzaneh-Far, R., Lin, J., Epel, E., Lapham, K., Blackburn, E., & Whooley, M. A. (2010). Telomere length trajectory and its determinants in persons with coronary artery disease: Longitudinal findings from the heart and soul study. *PLoS One, 5*(1), e8612. https://doi.org/10.1371/journal.pone.0008612.

FDR. (Hrsg.). (2006). *Grundlagen der Suchthilfe.* FDR-Texte (6). Hannover.

Feller, S., Boeing, H., & Pischon, T. (2010). Body mass index, waist circumference, and the risk of type 2 diabetes mellitus implications for routine clinical practice. *Deutsches Ärzteblatt international, 107*(26), 470–476. https://doi.org/10.3238/arztebl.2010.0470.

3

Flegal, K. M., Kit, B. K., Orpana, H., & Graubard, B. I. (2013). Association of all-cause mortality with overweight and obesity using standard body mass index categories: A systematic review and meta-analysis. *JAMA, 309*(1), 71–82. https://doi.org/10.1001/jama.2012.113905.

Folkard, S. (1996). Effects on performance efficiency. In S. Folkard, W. P. Colquhoun, & G. Costa (Hrsg.), *Shift work. Problems and solutions* (S. 65–87). Frankfurt am Main/Berlin: Lang (Arbeitswissenschaft in der betrieblichen Praxis, 7).

Frankel, E. N., German, J. B., Kinsella, J. E., Parks, E., & Kanner, J. (1993). Inhibition of oxidation of human low-density lipoprotein by phenolic substances in red wine. *The Lancet, 341*(8843), 454–457. https://doi.org/10.1016/0140-6736(93)90206-V.

Freude, G., Jakob, O., Martus, P., Rose, U., & Seibt, R. (2010). Predictors of the discrepancy between calendar and biological age. *Occupational Medicine (Oxford, England), 60*(1), 21–28. https://doi.org/10.1093/occmed/kqp113.

Gallwitz, B. (2005). Diabetes und Metabolisches Syndrom als Alternsrisiko. In G. H. Jacobi, H. K. Biesalski, U. Gola, J. Huber & F. Sommer (Hrsg.), *Kursbuch Anti-Aging* (1. Aufl., S. 73–81). Stuttgart: Thieme.

Gola, U. (2005a). Adipositas und Mortalität. In G. H. Jacobi, H. K. Biesalski, U. Gola, J. Huber, & F. Sommer (Hrsg.), *Kursbuch Anti-Aging* (1. Aufl., S. 65–71). Stuttgart: Thieme.

Gola, U. (2005b). Ernährung als Prävention vorzeitigen Alterns. In G. H. Jacobi, H. K. Biesalski, U. Gola, J. Huber & F. Sommer (Hrsg.), *Kursbuch Anti-Aging* (1. Aufl., S. 36–46). Stuttgart: Thieme.

Gößwald, A., Schienkiewitz, A., Nowossadeck, E., & Busch, M. A. (2013). Prävalenz von Herzinfarkt und koronarer Herzkrankheit bei Erwachsenen im Alter von 40 bis 79 Jahren in Deutschland: Ergebnisse der Studie zur Gesundheit Erwachsener in Deutschland (DEGS1). *Bundesgesundheitsblatt, Gesundheitsforschung, Gesundheitsschutz, 56*(5–6), 650–655. https://doi.org/10.1007/s00103-013-1666-9.

Göthlich, S. (2009). Zum Umgang mit fehlenden Daten in großzahligen empirischen Erhebungen. In S. Albers, D. Klapper, U. Konradt, A. Walter & J. Wolf (Hrsg.), *Methodik der empirischen Forschung* (3., überarb. u. erw. Aufl., S. 119–135). Wiesbaden/s.l.: Gabler.

Hackman, J. R., & Oldham, G. R. (1976). Motivation through the design of work. Test of a theory. *Organizational Behavior and Human Performance, 16*(2), 250–279. https://doi.org/10.1016/0030-5073(76)90016-7.

Haffner, S. M., Lehto, S., Rönnemaa, T., Pyörälä, K., & Laakso, M. (1998). Mortality from coronary heart disease in subjects with type 2 diabetes and in nondiabetic subjects with and without prior myocardial infarction. *The New England Journal of Medicine, 339*(4), 229–234. https://doi.org/10.1056/NEJM199807233390404.

Hafner, M., Stepanek, M., Taylor, J., Troxel, W., & Van Stolk, C. (2016). *Why sleep matters – the economic costs of insufficient sleep: A cross-country comparative analysis.* Santa Monica: RAND Corporation.

Halle, M. (2016). *Jung bleiben mit gesunden Gefäßen. So drehen Sie Ihre biologische Uhr zurück.* München: Goldmann (Goldmann, 17585).

Harris, M. I., Klein, R., Welborn, T. A., & Knuiman, M. W. (1992). Onset of NIDDM occurs at least 4–7 yr before clinical diagnosis. *Diabetes Care, 15*(7), 815–819.

Harris, W. S., Sands, S. A., Windsor, S. L., Ali, H. A., Stevens, T. L., Magalski, A., et al. (2004). Omega-3 fatty acids in cardiac biopsies from heart transplantation patients: Correlation with erythrocytes and response to supplementation. *Circulation, 110*(12), 1645–1649. https://doi.org/10.1161/01.CIR.0000142292.10048.B2.

Hartung, G. H. (1983). Effect of alcohol intake on high-density lipoprotein cholesterol levels in runners and inactive men. *The Journal of the American Medical Association, 249*(6), 747. https://doi.org/10.1001/jama.1983.03330300031029.

Hayer, T., & Rosenkranz, M. (2011). Die pathologische Nutzung Neuer Medien – Eine neue alte Sucht-Debatte. *Suchttherapie, 12*(02), 55–56. https://doi.org/10.1055/s-0031-1275722.

Healy, G. N., Dunstan, D. W., Salmon, J., Cerin, E., Shaw, J. E., Zimmet, P. Z., & Owen, N. (2008). Breaks in sedentary time: Beneficial associations with metabolic risk. *Diabetes Care, 31*(4), 661–666. https://doi.org/10.2337/dc07-2046.

Hoffmann, D., & Wynder, E. L. (1986). Chemical constituents and bioactivity of tobacco smoke. *International Agency for Research on Cancer Publication, 74*, 145–165.

Holmes, T. H., & Rahe, R. H. (1967). The social readjustment rating scale. *Journal of Psychosomatic Research, 11*(2), 213–218. https://doi.org/10.1016/0022-3999(67)90010-4.

Holt-Lunstad, J., Smith, T. B., & Layton, J. B. (2010). Social relationships and mortality risk: A meta-analytic review. *PLoS Medicine, 7*(7), e1000316. https://doi.org/10.1371/journal.pmed.1000316.

Homfeldt, H. G. (2010). Gesundheit und Krankheit im Alter. In K. Aner & U. Karl (Hrsg.), *Handbuch Soziale Arbeit und Alter* (S. 315–320). Wiesbaden: Springer. Zugegriffen am 25.06.2017.

Houben, J. M. J., Moonen, H. J. J., van Schooten, F. J., & Hageman, G. J. (2008). Telomere length assessment: Biomarker of chronic oxidative stress? *Free Radical Biology & Medicine, 44*(3), 235–246. https://doi.org/10.1016/j.freeradbiomed.2007.10.001.

Hu, F. B., Manson, J. E., Stampfer, M. J., Colditz, G., Liu, S., Solomon, C. G., & Willett, W. C. (2001). Diet, lifestyle, and the risk of type 2 diabetes mellitus in women. *The New England Journal of Medicine, 345*(11), 790–797. https://doi.org/10.1056/NEJMoa010492.

Hurrelmann, K., & Laaser, U. (1998). Entwicklung und Perspektiven der Gesundheitswissenschaften. In K. Hurrelmann (Hrsg.), *Handbuch Gesundheitswissenschaften. Neuausg* (S. 17–45). Weinheim: Juventa.

IAB. (2014). *Aktuelle Berichte Verbreitung von Überstunden in Deutschland.* (Unter Mitarbeit von E. Weber, S. Wanger, R. Weigand und I. Zapf). Institut für Arbeitsmarkt- und Berufsforschung. http://doku.iab.de/aktuell/2014/aktueller_bericht_1407.pdf. Zugegriffen am 30.07.2017.

IAB. (2017). In v. Institut für Arbeitsmarkt- und Berufsforschung (Hrsg.), *Höhere Erwerbstätigenzahl ließ Arbeitsvolumen 2016 um 500 Millionen Stunden steigen.* http://www.iab.de/de/informationsservice/presse/presseinformationen/az16.aspx. Zugegriffen am 30.07.2017(zuletzt aktualisiert am 07.03.2017).

ICD-10. (2017). *International statistical classification of diseases and related health problems.* http://www.icd-code.de. Zugegriffen am 30.07.2017.

IGA. (2013). iga.Report 23. Auswirkungen von ständiger Erreichbarkeit und Präventionsmöglichkeiten. Teil 1: Überblick über den Stand der Wissenschaft und Empfehlungen für einen. In *Initiative Gesundheit und Arbeit.* Zugegriffen am 16.07.2017.

Ilmarinen, J. (2005). *Towards a longer worklife! Ageing and the quality of worklife in the European Union.* Helsinki: Finnish Institute of Occupational Health.

INQA. (2014). *Gesunde Mitarbeiter – gesundes Unternehmen. Eine Handlungshilfe für das Betriebliche Gesundheitsmanagement.* Paderborn: Bonifatius.

Jackowska, M., Hamer, M., Carvalho, L. A., Erusalimsky, J. D., Butcher, L., & Steptoe, A. (2012). Short sleep duration is associated with shorter telomere length in healthy men: Findings from the Whitehall II cohort study. *PLoS One, 7*(10), e47292. https://doi.org/10.1371/journal.pone.0047292.

Jacobi, G. H. (2005). Anti-Aging: Sinnbild, Sehnsucht, Wirklichkeit. In G. H. Jacobi, H. K. Biesalski, U. Gola, J. Huber & F. Sommer (Hrsg.), *Kursbuch Anti-Aging* (1. Aufl., S. 2–13). Stuttgart: Thieme.

Karasek, R. A. (2016). An analysis of 19 international case studies of stress prevention through work reorganization using the demand/control model. *Bulletin of Science, Technology & Society, 24*(5), 446–456. https://doi.org/10.1177/027046760426953.

Karasek, R., & Theorell, T. (1992). *Healthy work. Stress, productivity, and the reconstruction of working life.* [Paperback ed., 1. print.]. New York: Basic Books.

Kernen, H. (2005). *Arbeit als Ressource. Gesund und leistungsfähig dank persönlichem und betrieblichem Ressourcen-Management.* Bern: Haupt.

Kiecolt-Glaser, J. K., Gouin, J.-P., & Hantsoo, L. (2010). Close relationships, inflammation, and health. *Neuroscience and Biobehavioral Reviews, 35*(1), 33–38. https://doi.org/10.1016/j.neubiorev.2009.09.003.

Kivimäki, M., Jokela, M., Nyberg, S. T., Singh-Manoux, A., Fransson, E. I., Alfredsson, L., et al. (2015). Long working hours and risk of coronary heart disease and stroke. A systematic review and meta-analysis of published and unpublished data for 603 838 individuals. *The Lancet, 386*(10005), 1739–1746. https://doi.org/10.1016/S0140-6736(15)60295-1.

Klaperski, S., von Dawans, B., Heinrichs, M., & Fuchs, R. (2014). Effects of a 12-week endurance training program on the physiological response to psychosocial stress in men: A randomized controlled trial. *Journal of Behavioral Medicine, 37*(6), 1118–1133. https://doi.org/10.1007/s10865-014-9562-9.

Kleine-Gunk, B. (2005). Anti-aging – Institute und Sprechstunden. In G. H. Jacobi, H. K. Biesalski, U. Gola, J. Huber & F. Sommer (Hrsg.), *Kursbuch Anti-Aging* (1. Aufl., S. 375–382). Stuttgart: Thieme.

Kohstall, T. (Hrsg.). (2006). *Gesundheit im Total Management. Gesundheitsschutz im Betrieb effektiv steuern.* Wiesbaden: Universum (PraxisReihe Arbeit – Gesundheit – Umwelt).

Korkeila, J., Kaarlas, S., Jääskeläinen, M., Vahlberg, T., & Taiminen, T. (2010). Attached to the web-harmful use of the Internet and its correlates. *European Psychiatry: The Journal of the Association of European Psychiatrists, 25*(4), 236–241. https://doi.org/10.1016/j.eurpsy.2009.02.008.

Koslowsky, M., Kluger, A. N., & Reich, M. (1995). *Commuting stress. Causes, effects, and methods of coping.* New York: Plenum Press (The Plenum series on stress and coping).

Kraus, H., & Raab, W. (1964). *Erkrankungen durch Bewegungsmangel.* München: J.A. Barth.

Krausz, M., Schäfer, I., Lucht, M., & Freyberger, H. J. (2005). Suchterkrankungen. In U. T. Egle, S. O. Hoffmann & P. Joraschky (Hrsg.), *Sexueller Missbrauch, Misshandlung, Vernachlässigung. Erkennung, Therapie und Prävention der Folgen früher Stresserfahrungen* (3. Aufl., S. 483–498). Stuttgart: Schattauer.

Krueger, J. M., Frank, M. G., Wisor, J. P., & Roy, S. (2016). Sleep function: Toward elucidating an enigma. *Sleep Medicine Reviews, 28*, 46–54. https://doi.org/10.1016/j.smrv.2015.08.005.

Lamb, M. J. (1977). *Biology of ageing. 1. publ.* Glasgow: Blackie (Tertiary level biology).

LaRocca, T. J., Seals, D. R., & Pierce, G. L. (2010). Leukocyte telomere length is preserved with aging in endurance exercise-trained adults and related to maximal aerobic capacity. *Mechanisms of Ageing and Development, 131*(2), 165–167. https://doi.org/10.1016/j.mad.2009.12.009.

Lasshofer, L. (2006). *Betriebliches Gesundheitsmanagement und Salutogenese. Ressourcen erfolgreich nutzen und aufbauen.* Saarbrücken: VDM Verlag Dr. Müller. http://deposit.d-nb.de/cgi-bin/dokserv?id=2856182&prov=M&dok_var=1&dok_ext=htm

Lavretsky, H., Epel, E. S., Siddarth, P., Nazarian, N., Cyr, N. S., Khalsa, D. S., et al. (2013). A pilot study of yogic meditation for family dementia caregivers with depressive symptoms: Effects on mental health, cognition, and telomerase activity. *International Journal of Geriatric Psychiatry, 28*(1), 57–65. https://doi.org/10.1002/gps.3790.

Lee, J.-Y., Jun, N.-R., Yoon, D., Shin, C., & Baik, I. (2015). Association between dietary patterns in the remote past and telomere length. *European Journal of Clinical Nutrition, 69*(9), 1048–1052. https://doi.org/10.1038/ejcn.2015.58.

Lehr, U., & Thomae, H. (Hrsg.). (1987). *Formen seelischen Alterns. Ergebnisse der Bonner gerontologischen Längsschnittstudie (BOLSA).* Stuttgart: Enke (Enke-Sozialwissenschaften).

Leitzmann, C. (2001). *Vegetarismus. Grundlagen, Vorteile, Risiken. Orig.-Ausg.* München: Beck (Beck'sche Reihe C.H.Beck Wissen, 2176).

Leitzmann, C., & Keller, M. (2013). *Vegetarische Ernährung* (3., ak. Aufl.). Stuttgart: UTB GmbH (utb-studi-e-book, 1868). http://www.utb-studi-e-book.de/9783838538730

Lenhardt, U., & Rosenbrock, R. (2014). Prävention und Gesundheitsförderung am Arbeitsplatz. In K. Hurrelmann, T. Klotz & J. Haisch. (Hrsg.), *Lehrbuch Prävention und Gesundheitsförderung* (4. Aufl., S. 333–344). Bern: Hans Huber.

Leung, C. W., Laraia, B. A., Needham, B. L., Rehkopf, D. H., Adler, N. E., Lin, J., et al. (2014). Soda and cell aging: Associations between sugar-sweetened beverage consumption and leukocyte telomere length in healthy adults from the National Health and Nutrition Examination Surveys. *American Journal of Public Health, 104*(12), 2425–2431. https://doi.org/10.2105/AJPH.2014.302151.

Liang, G., Schernhammer, E., Qi, L., Gao, X., de, V. I., & Han, J. (2011). Associations between rotating night shifts, sleep duration, and telomere length in women. *PLoS One, 6*(8), e23462. https://doi.org/10.1371/journal.pone.0023462.

Liersch, A. (2014). Arbeitsunfälle und arbeitsplatzbezogene Gesundheitsprobleme. In Statistisches Bundesamt (Hrsg.), *Wirtschaft und Statistik September 2014. neue Ausg* (S. 561–675). Wiesbaden: Statistisches Bundesamt.

Liu, K., Daviglus, M. L., Loria, C. M., Colangelo, L. A., Spring, B., Moller, A. C., & Lloyd-Jones, D. M. (2012). Healthy lifestyle through young adulthood and the presence of low cardiovascular disease risk profile in middle age: The Coronary Artery Risk Development in (Young) Adults (CARDIA) study. *Circulation, 125*(8), 996–1004. https://doi.org/10.1161/CIRCULATIONAHA.111.060681.

Lüders, S., Hammersen, F., Kulschewski, A., Frerichs, A., Frieg, R., Hahnheiser, D., et al. (2006). Stressassoziierte Hypertonie am Arbeitsplatz-Ergebnisse des STARLET-Projekts. *Deutsche medizinische Wochenschrift (1946), 131*(46), 2580–2585. https://doi.org/10.1055/s-2006-956252.

Maas, A. H. E. M., & Appelman, Y. E. A. (2010). Gender differences in coronary heart disease. *Netherlands Heart Journal, 18*(12), 598–603. https://doi.org/10.1007/s12471-010-0841-y.

Marcon, F., Siniscalchi, E., Crebelli, R., Saieva, C., Sera, F., Fortini, P., et al. (2012). Diet-related telomere shortening and chromosome stability. *Mutagenesis, 27*(1), 49–57. https://doi.org/10.1093/mutage/ger056.

McDonald, R. B., & Ramsey, J. J. (2010). Honoring Clive McCay and 75 years of calorie restriction research. *The Journal of Nutrition, 140*(7), 1205–1210. https://doi.org/10.3945/jn.110.122804.

Meißner-Pöthig, D. (1999). *Anleitung zum Krankwerden oder ist Gesundheit heilbar?* Treuchtlingen: Keller.

Mensink, G. B., Ziese, T., & Kok, F. J. (1999). Benefits of leisure-time physical activity on the cardiovascular risk profile at older age. *International Journal of Epidemiology, 28*(4), 659–666. https://doi.org/10.1093/ije/28.4.659.

Meyer, M., Klose, J., & Schröder, H. (2015). Zielgruppenspezifisches Gesundheitsmanagement: Ein Überblick. In B. Badura, A. Ducki & H. Schröder (Hrsg.), *Neue Wege für mehr Gesundheit – Qualitätsstandards für ein zielgruppenspezifisches Gesundheitsmanagement. Zahlen, Daten, Analysen aus allen Branchen der Wirtschaft* (S. 1–8). Berlin u. a.: Springer (Fehlzeiten-Report, 2015).

Mons, U. (2011). Tabakattributable Mortalität in Deutschland und in den deutschen Bundesländern – Berechnungen mit Daten des Mikrozensus und der Todesursachenstatistik. *Gesundheitswesen (Bundesverband der Arzte des Offentlichen Gesundheitsdienstes (Germany)), 73*(4), 238–246. https://doi.org/10.1055/s-0030-1252039.

Montag, C., Błaszkiewicz, K., Sariyska, R., Lachmann, B., Andone, I., Trendafilov, B., et al. (2015). Smartphone usage in the 21st century: Who is active on WhatsApp? *BMC Research Notes, 8*, 331. https://doi.org/10.1186/s13104-015-1280-z.

Morrow, J. D., Frei, B., Longmire, A. W., Gaziano, J. M., Lynch, S. M., Shyr, Y., et al. (1995). Increase in circulating products of lipid peroxidation (F2-isoprostanes) in smokers Smoking as a cause of oxidative damage. *The New England Journal of Medicine, 332*(18), 1198–1203. https://doi.org/10.1056/NEJM199505043321804.

Mozaffarian, D., Katan, M. B., Ascherio, A., Stampfer, M. J., & Willett, W. C. (2006). Trans fatty acids and cardiovascular disease. *The New England Journal of Medicine, 354*(15), 1601–1613. https://doi.org/10.1056/NEJMra054035.

Muezzinler, A., Zaineddin, A. K., & Brenner, H. (2014). Body mass index and leukocyte telomere length in adults: A systematic review and meta-analysis. *Obesity Reviews: An Official Journal of the International Association for the Study of Obesity, 15*(3), 192–201. https://doi.org/10.1111/obr.12126.

Müller, K. W., Glaesmer, H., Brähler, E., Woelfling, K., & Beutel, M. E. (2014). Prevalence of internet addiction in the general population. Results from a German population-based survey. *Behaviour & Information Technology, 33*(7), 757–766. https://doi.org/10.1080/0144929X.2013.810778.

NCD- RisC (2016). Trends in adult body-mass index in 200 countries from 1975 to 2014. A pooled analysis of 1698 population-based measurement studies with 19.2 million participants. *The Lancet, 387*(10026), 1377–1396. https://doi.org/10.1016/S0140-6736(16)30054-X.

Nestlé. (2011). *Zusammenfassung Nestlé-Studie 2011. So i(s)st Deutschland 2011.* http://www.nestle.de/asset-library/documents/medien/broschueren/unternehmen/nestle_studie_2011_zusammenfassung.pdf. Zugegriffen am 17.07.2017.

Neubauer, S., Welte, R., Beiche, A., Koenig, H.-H., Buesch, K., & Leidl, R. (2006). Mortality, morbidity and costs attributable to smoking in Germany: Update and a 10-year comparison. *Tobacco Control, 15*(6), 464–471. https://doi.org/10.1136/tc.2006.016030.

Nichter, M., Nichter, M., & Carkoglu, A. (2007). Reconsidering stress and smoking: A qualitative study among college students. *Tobacco Control, 16*(3), 211–214. https://doi.org/10.1136/tc.2007.019869.

Nishi, D., Suzuki, Y., Nishida, J., Mishima, K., & Yamanouchi, Y. (2017). Personal lifestyle as a resource for work engagement. *Journal of Occupational Health, 59*(1), 17–23. https://doi.org/10.1539/joh.16-0167-OA.

Nürnberg, V. (2016). Wenn Bußgelder drohen. *Personalwirtschaft, 2016*(09), 16–17.

ODPHP. (2016). *Dietary guidelines for Americans 2015–2020.* Washington: Office of Disease Prevention and Health Promotion.

Ohayon, M. M., Mahowald, M. W., Dauvilliers, Y., Krystal, A. D., & Léger, D. (2012). Prevalence and comorbidity of nocturnal wandering in the U.S. adult general population. *Neurology, 78*(20), 1583–1589. https://doi.org/10.1212/WNL.0b013e3182563be5.

Oswalt, I. (2000). Wie viel Bewegung braucht der Mensch? Interview mit Prof. Dr. med. Aloys Berg. *Herz Heute*, (1), 4–9.

Owen, N., Sparling, P. B., Healy, G. N., Dunstan, D. W., & Matthews, C. E. (2010). Sedentary behavior: Emerging evidence for a new health risk. *Mayo Clinic Proceedings, 85*(12), 1138–1141. https://doi.org/10.4065/mcp.2010.0444.

Paffenbarger, R. S., Hyde, R. T., Wing, A. L., & Hsieh, C. C. (1986). Physical activity, all-cause mortality, and longevity of college alumni. *The New England Journal of Medicine, 314*(10), 605–613. https://doi.org/10.1056/NEJM198603063141003.

Pangert, B., Pauls, N., & Schüpbach, H. (2016). Bericht „Die Auswirkungen arbeitsbezogener erweiterter Erreichbarkeit auf Life-Domain-Balance und Gesundheit". *Bundesanstalt für Arbeitsschutz und Arbeitsmedizin.* Zugegriffen am 16.07.2017.

Paridon, H. (2012). Berufsbedingte Mobilität. In B. Badura, A. Ducki, H. Schröder, J. Klose, & M. Meyer (Hrsg.), *Gesundheit in der flexiblen Arbeitswelt: Chancen nutzen – Risiken minimieren* (S. 79–88). Berlin: Springer (Fehlzeiten-Report, 2012).

Parks, C. G., DeRoo, L. A., Miller, D. B., McCanlies, E. C., Cawthon, R. M., & Sandler, D. P. (2011). Employment and work schedule are related to telomere length in women. *Occupational and Environmental Medicine, 68*(8), 582–589. https://doi.org/10.1136/oem.2010.063214.

3

Pavanello, S., Hoxha, M., Dioni, L., Bertazzi, P. A., Snenghi, R., Nalesso, A., et al. (2011). Shortened telomeres in individuals with abuse in alcohol consumption. *International Journal of Cancer, 129*(4), 983–992. https://doi.org/10.1002/ijc.25999.

Peeters, A., Barendregt, J. J., Willekens, F., Mackenbach, J. P., Al Mamun, A., & Bonneux, L. (2003). Obesity in adulthood and its consequences for life expectancy: A life-table analysis. *Annals of Internal Medicine, 138*(1), 24–32.

Petry, N. M., Rehbein, F., Ko, C.-H., & O'Brien, C. P. (2015). Internet gaming disorder in the DSM-5. *Current Psychiatry Reports, 17*(9), 72. https://doi.org/10.1007/s11920-015-0610-0.

Pilz, S., Grübler, M., Gaksch, M., Schwetz, V., Trummer, C., Hartaigh, B. Ó., et al. (2016). Vitamin D and mortality. *Anticancer Research*, (36), 1379–1388. http://ar.iiarjournals.org/content/36/3/1379.full.pdf#page=1&view=FitH. Zugegriffen am 30.07.2017.

Popkin, B. M., D'Anci, K. E., & Rosenberg, I. H. (2010). Water, hydration, and health. *Nutrition Reviews, 68*(8), 439–458. https://doi.org/10.1111/j.1753-4887.2010.00304.x.

Porst, R. (2011). *Fragebogen. Ein Arbeitsbuch* (3. Aufl.). Wiesbaden: Springer (Studienskripten zur Soziologie). https://doi.org/10.1007/978-3-531-92884-5.

Pöthig, D., Gerdes, W., Viol, M., Wagner, P., & Simm, A. (2011). Biofunktionale Alter(n)sdiagnostik des Menschen. Potenziale und Grenzen. *Zeitschrift fur Gerontologie und Geriatrie, 44*(3), 198–204. https://doi.org/10.1007/s00391-011-0171-8.

Pou, K. M., Massaro, J. M., Hoffmann, U., Vasan, R. S., Maurovich-Horvat, P., Larson, M. G., et al. (2007). Visceral and subcutaneous adipose tissue volumes are cross-sectionally related to markers of inflammation and oxidative stress: The Framingham Heart Study. *Circulation, 116*(11), 1234–1241. https://doi.org/10.1161/CIRCULATIONAHA.107.710509.

Prokop, L. (1996). *Die Verhütung vorzeitiger Alterserscheinungen*. Vienna: Springer. https://doi.org/10.1007/978-3-7091-7479-1.

Prümper, J., Hartmannsgruber, K., & Frese, M. (1995). KFZA – Kurzfragebogen zur Arbeitsanalyse. *Zeitschrift für Arbeits- und Organisationspsychologie, 39*(3), 125–132. http://people.f3.htw-berlin.de/Professoren/Pruemper/instrumente/KFZA-Skalenkonstruktion.pdf. Zugegriffen am 30.07.2017.

Puterman, E., Lin, J., Krauss, J., Blackburn, E. H., & Epel, E. S. (2015). Determinants of telomere attrition over 1 year in healthy older women: Stress and health behaviors matter. *Molecular Psychiatry, 20*(4), 529–535. https://doi.org/10.1038/mp.2014.70.

Rai, D., Kosidou, K., Lundberg, M., Araya, R., Lewis, G., & Magnusson, C. (2012). Psychological distress and risk of long-term disability: Population-based longitudinal study. *Journal of Epidemiology and Community Health, 66*(7), 586–592. https://doi.org/10.1136/jech.2010.119644.

Randstad. (2016). In v. Randstad (Hrsg.), *Randstad Arbeitsbarometer: Weniger persönlicher Kontakt zu Kollegen und Kunden*. Randstad. http://www.randstad.de/ueber-randstad/presse-und-aktuelles/pressemitteilungen-und-aktuelles/pm-2016-04-18-technologisierung-im-job-soziale-kontakte-leiden-1.604682. Zugegriffen am 30.07.2017.

Rau, R., & Buyken, D. (2015). Der aktuelle Kenntnisstand über Erkrankungsrisiken durch psychische Arbeitsbelastungen. *Zeitschrift für Arbeits- und Organisationspsychologie A&O, 59*(3), 113–129. https://doi.org/10.1026/0932-4089/a000186.

de Rezende, L. F. M., Rodrigues Lopes, M., Rey-López, J. P., Rodriguez Matsudo, V. K., & do Carmo Luiz, O. (2014). Sedentary behavior and health outcomes: An overview of systematic reviews. *PLoS One, 9*(8), e105620. https://doi.org/10.1371/journal.pone.0105620.

Ridout, K. K., Ridout, S. J., Price, L. H., Sen, S., & Tyrka, A. R. (2016). Depression and telomere length: A meta-analysis. *Journal of Affective Disorders, 191*, 237–247. https://doi.org/10.1016/j.jad.2015.11.052.

RKI. (Hrsg.). (2010). *Depressive Erkrankungen*. (Unter Mitarbeit von H.-U. Wittchen). Robert-Koch-Institut. Berlin (Gesundheitsberichterstattung des Bundes, 51). http://www.gbe-bund.de/gbe10/ergebnisse.prc_pruef_verweise?p_fid=13165&sprache=D&p_ftyp=TXT&p_uid=gast&p_aid=83415060&p_hlp_nr=3&p_vtrau=4&p_pspkz=D&p_sspkz=&p_wsp=&p_sprachkz=D&p_lfd_nr=22&p_news=&p_window=&p_modus=2&p_th_id=&p_suchstring=schizophrenie&p_janein=J. Zugegriffen am 30.07.2017.

RKI. (2013a). *Herz- Kreislauf- Erkrankungen*. Robert-Koch-Institut. http://www.rki.de/DE/Content/Gesundheitsmonitoring/Themen/Chronische_Erkrankungen/HKK/herzkreislauf_tab.html. Zugegriffen am 30.07.2017.

RKI (2013b). Verbreitung des Rauchens in der Erwachsenenbevölkerung in Deutschland: Ergebnisse der Studie zur Gesundheit Erwachsener in Deutschland (DEGS1). *Bundesgesundheitsblatt, Gesundheitsforschung, Gesundheitsschutz, 56*(5–6), 802–808. https://doi.org/10.1007/s00103-013-1698-1.

RKI. (2014). *Allgemeines zum Thema Alkoholkonsum*. Robert-Koch-Institut. http://www.rki.de/DE/Content/ Gesundheitsmonitoring/Gesundheitsberichterstattung/GesundAZ/Content/A/Alkoholkonsum/Inhalt/alkoholkonsum_inhalt.html. Zugegriffen am 30.07.2017.

RKI. (2016). *Prävalenz von Diabetes mellitus*. (Unter Mitarbeit von C. Heidemann, M. Rabenberg und C. Scheidt-Nave). Robert-Koch-Institut. http://edoc.rki.de/documents/rki_fv/reVy8zrRYn82/PDF/25RErceM8Qko.pdf. Zugegriffen am 08.03.2016.

RKI. (2017a). *12-Monats-Prävalenz von Bluthochdruck in Deutschland*. (Unter Mitarbeit von H. Neuhauser, R. Kuhnert und S. Born). Robert-Koch-Institut. http://edoc.rki.de/oa/articles/re6a6OdYzN82Q/PDF/25J7ihoAxqYyY.pdf, zuletzt aktualisiert am 15.03.2017. Zugegriffen am 30.07.2017.

RKI. (2017b). *Rauchen bei Erwachsenen in Deutschland*. (Unter Mitarbeit von J. Zeiher und B. Kuntz). Robert-Koch-Institut. http://www.rki.de/DE/Content/Gesundheitsmonitoring/Gesundheitsberichterstattung/GBEDownloadsJ/FactSheets/JoHM_2017_02_Rauchen_Erwachsene.pdf?__blob=publicationFile, zuletzt aktualisiert am 14.06.2017. Zugegriffen am 13.07.2017.

Rohmert, W., & Rutenfranz, J. (1975). *Arbeitswissenschaftliche Beurteilung der Belastung und Beanspruchung an unterschiedlichen industriellen Arbeitsplätzen*. Bonn: Bundesminister für Arbeit und Sozialordnung.

Rothe, I. (2013). Psychische Anforderungen. Herausforderungen für den Arbeitsschutz. In BAuA (Hrsg.), *Stressreport Deutschland 2012. Psychische Anforderungen, Ressourcen und Befinden*. (Unter Mitarbeit von A. Lohmann-Haislah und M. Schütte). (S. 9–10). Dortmund: Bundesanstalt für Arbeitsschutz und Arbeitsmedizin.

Rüdiger, H. W. (2006). Schicht- und Nachtarbeit aus Sicht der Arbeitsmedizin. *Deutsche medizinische Wochenschrift (1946), 131*(44), 2451–2452. https://doi.org/10.1055/s-2006-955054.

Ruidavets, J.-B., Ducimetière, P., Evans, A., Montaye, M., Haas, B., Bingham, A., et al. (2010). Patterns of alcohol consumption and ischaemic heart disease in culturally divergent countries: The Prospective Epidemiological Study of Myocardial Infarction (PRIME). *BMJ (Clinical Research Ed.), 341*, c6077.

Saksvik-Lehouillier, I., Bjorvatn, B., Hetland, H., Sandal, G. M., Moen, B. E., Magerøy, N., et al. (2013). Individual, situational and lifestyle factors related to shift work tolerance among nurses who are new to and experienced in night work. *Journal of Advanced Nursing, 69*(5), 1136–1146. https://doi.org/10.1111/j.1365-2648.2012.06105.x.

Salpea, K. D., & Humphries, S. E. (2010). Telomere length in atherosclerosis and diabetes. *Atherosclerosis, 209*(1), 35–38. https://doi.org/10.1016/j.atherosclerosis.2009.12.021.

Schlaganfall-Heute. (2017). *Schlaganfall*. https://www.schlaganfall-heute.de/. Zugegriffen am 30.07.2017.

Schmid, D., & Colditz, G. (2014). Sedentary behavior increases the risk of certain cancers. *Journal of the National Cancer Institute, 106*(7).

Schneglberger, J. (2010). *Burnout-Prävention unter psychodynamischem Aspekt*. Wiesbaden: Springer.

Schneider, C. A. (2005). Prävention von Herz- Kreislauf- Erkrankungen. In G. H. Jacobi, H. K. Biesalski, U. Gola, J. Huber & F. Sommer (Hrsg.), *Kursbuch Anti-Aging* (1. Aufl., S. 267–275). Stuttgart: Thieme.

Schneider, N. F., Ruppenthal, S., & Rüger, H. (2010). Berufliche Mobilität. In D. Windemuth (Hrsg.), *Praxishandbuch psychische Belastungen im Beruf. Vorbeugen, erkennen, handeln. Stand: November 2009* (S. 146–154). Wiesbaden: Universum.

Schnell, R., Hill, P. B., & Esser, E. (1999). *Methoden der empirischen Sozialforschung* (6., völlig überarb. u. erw. Aufl.). München/Wien: Oldenbourg.

Schunkert, H., Stitziel, N., et al. (2016). Coding variation in ANGPTL4, LPL, and SVEP1 and the risk of coronary disease. *The New England Journal of Medicine, 374*(12), 1134–1144. https://doi.org/10.1056/NEJMoa1507652.

Seibel, H. D., & Lühring, H. (1984). *Arbeit und psychische Gesundheit. Belastungen und Beanspruchungen durch die Arbeit und ihre Auswirkungen auf die psychische Gesundheit; eine Untersuchung bei männlichen und weiblichen Arbeitern und Angestellten*. Göttingen: Verlag für Psychologie.

Serra, V., Grune, T., Sitte, N., Saretzki, G., & von Zglinick, T. (2000). Telomere length as a marker of oxidative stress in primary human fibroblast cultures. *Annals of the New York Academy of Sciences, 908*(1), 327–330. https://doi.org/10.1111/j.1749-6632.2000.tb06666.x.

Shadyab, A. H., Macera, C. A., Shaffer, R. A., Jain, S., Gallo, L. C., LaMonte, M. J., et al. (2017). Associations of accelerometer-measured and self-reported sedentary time with leukocyte telomere length in older women. *American Journal of Epidemiology, 185*(3), 172–184. https://doi.org/10.1093/aje/kww196.

Shah, D. (2009). Healthy worker effect phenomenon. *Indian Journal of Occupational and Environmental Medicine, 13*(2), 77–79. https://doi.org/10.4103/0019-5278.55123.

Shalev, I., Entringer, S., Wadhwa, P. D., Wolkowitz, O. M., Puterman, E., Lin, J., & Epel, E. S. (2013). Stress and telomere biology: A lifespan perspective. *Psychoneuroendocrinology, 38*(9), 1835–1842. https://doi.org/10.1016/j.psyneuen.2013.03.010.

Siemann, C. (2016). Beziehungsprobleme. Keine reine Privatsache. *Personalwirtschaft, 9,* 7.

Silva, L. C. R., de Araujo, A. L., Fernandes, J. R., Matias, M. d. S. T., Silva, P. R., Duarte, A. J. S., et al. (2016). Moderate and intense exercise lifestyles attenuate the effects of aging on telomere length and the survival and composition of T cell subpopulations. *Age, 38*(1). https://doi.org/10.1007/s11357-016-9879-0.

Spiegel Online. (2012). *Alkoholschäden „Es gibt keine Dosis, die unbedenklich ist".* (Unter Mitarbeit von F. Jötten). Spiegel Online. http://www.spiegel.de/gesundheit/ernaehrung/alkohol-ungesund-und-droge-oder-unbedenklich-in-massen-a-874694.html. Zugegriffen am 30.07.2017.

Spiegel Online. (2014). *Lärm in Großraumbüros.* (Unter Mitarbeit von U. Leszczynski von). Spiegel. http://www.spiegel.de/gesundheit/diagnose/laerm-am-arbeitsplatz-laute-grossraumbueros-verursachen-stress-a-966676.html. Zugegriffen am 30.07.2017 (zuletzt aktualisiert am 29.04.2014).

Stadler, P., & Spieß, E. (2003). *Psychosoziale Gefährdung am Arbeitsplatz. Optimierung der Beanspruchung durch die Entwicklung von Gestaltungskriterien.* Bremerhaven: Wirtschaftsverl. NW Verl. für Neue Wiss (Schriftenreihe der Bundesanstalt für Arbeitsschutz und Arbeitsmedizin Forschung Arbeitsschutz, Fb 977).

Starkweather, A. R., Alhaeeri, A. A., Montpetit, A., Brumelle, J., Filler, K., Montpetit, M., et al. (2014). An integrative review of factors associated with telomere length and implications for biobehavioral research. *Nursing Research, 63*(1), 36–50. https://doi.org/10.1097/NNR.0000000000000009.

Statistisches Bundesamt (2013). Vereinbarkeit von Familie und Beruf. Ergebnisse des Mikrozensus. *Wirtschaft und Statistik, 1,* 862–882. Zugegriffen am 30.07.2017.

Stute, P., & Pöthig, D. (2016). Diagnostik des (bio-)funktionalen Alterns. *Gynäkologische Endokrinologie, 14*(4), 278–283. https://doi.org/10.1007/s10304-016-0095-x.

Sutton-Tyrrell, K., Lassila, H. C., Meilahn, E., Bunker, C., Matthews, K. A., & Kuller, L. H. (1998). Carotid atherosclerosis in premenopausal and postmenopausal women and its association with risk factors measured after menopause. *Stroke, 29*(6), 1116–1121. https://doi.org/10.1161/01.STR.29.6.1116.

Taguchi, A., Wartschow, L. M., & White, M. F. (2007). Brain IRS2 signaling coordinates life span and nutrient homeostasis. *Science (New York, N.Y.), 317*(5836), 369–372. https://doi.org/10.1126/science.1142179.

Tellechea, M. L., & Pirola, C. J. (2017). The impact of hypertension on leukocyte telomere length: A systematic review and meta-analysis of human studies. *Journal of Human Hypertension, 31*(2), 99–105. https://doi.org/10.1038/jhh.2016.45.

Tenkanen, L., Sjöblom, T., Kalimo, R., Alikoski, T., & Härmä, M. (1997). Shift work, occupation and coronary heart disease over. *Scandinavian Journal of Work, Environment & Health, 23*(4), 257–265. https://doi.org/10.5271/sjweh.218.

Theodor te Wildt, B., Putzig, I., Drews, M., Lampen-Imkamp, S., Zedler, M., Wiese, B., et al. (2010). Pathological Internet use and psychiatric disorders: A cross-sectional study on psychiatric phenomenology and clinical relevance of Internet dependency. *The European Journal of Psychiatry, 24*(3). http://scielo.isciii.es/pdf/ejpen/v24n3/original2.pdf. Zugegriffen am 11.07.2017.

Thompson, M. K. (1984). *The care of the elderly in general practice.* Edinburgh/New York: Churchill Livingstone (Library of general practice, 7).

Tiainen, A.-M. K., Männistö, S., Blomstedt, P. A., Moltchanova, E., Perälä, M.-M., Kaartinen, N. E., et al. (2012). Leukocyte telomere length and its relation to food and nutrient intake in an elderly population. *European Journal of Clinical Nutrition, 66*(12), 1290–1294. https://doi.org/10.1038/ejcn.2012.143.

TK. (2012). Gesundheitsreport 2012. Mobilität, Flexiblität, Gesundheit. In *Techniker Krankenkasse* (27). Zugegriffen am 16.07.2017.

TK. (2013). Bleib locker, Deutschland! TK-Studie zur Stresslage der Nation. (Unter Mitarbeit von D. Meusch). 10/2013. Hamburg: Techniker Krankenkasse.

TK. (Hrsg.). (2014). Gesundheitreport 2014. Risiko Rücken. *Techniker Krankenkasse.*

TK. (Hrsg.). (2016). Beweg Dich, Deutschland! TK-Bewegungsstudie 2016. *Techniker Krankenkasse.*

Turakitwanakan, W., Mekseepralard, C., & Busarakumtragul, P. (2013). Effects of mindfulness meditation on serum cortisol of medical students. *Journal of the Medical Association of Thailand, 96*(1), 90–95.

Uchino, B. N. (2006). Social support and health: A review of physiological processes potentially underlying links to disease outcomes. *Journal of Behavioral Medicine, 29*(4), 377–387. https://doi.org/10.1007/s10865-006-9056-5.

Uchino, B. N., Cawthon, R. M., Smith, T. W., Light, K. C., McKenzie, J., Carlisle, M., et al. (2012). Social relationships and health: Is feeling positive, negative, or both (ambivalent) about your social ties related to telomeres? *Health Psychology: Official Journal of the Division of Health Psychology, American Psychological Association, 31*(6), 789–796. https://doi.org/10.1037/a0026836.

Ulich, E. (2018). Life domain balance. In M. A. Wirtz (Hrsg.), *Dorsch – Lexikon der Psychologie*. https://portal. hogrefe.com/dorsch/life-domain-balance/. Zugegriffen am 31.05.2018.

Vaillant, G. E. (2003). *Aging well. Surprising guideposts to a happier life from the landmark Harvard study of adult development* (1. Aufl.). Boston: Little Brown.

Valdes, A. M., Andrew, T., Gardner, J. P., Kimura, M., Oelsner, E., Cherkas, L. F., et al. (2005). Obesity, cigarette smoking, and telomere length in women. *The Lancet, 366*(9486), 662–664. https://doi.org/10.1016/ S0140-6736(05)66630-5.

Vandelanotte, C., Sugiyama, T., Gardiner, P., & Owen, N. (2009). Associations of leisure-time internet and computer use with overweight and obesity, physical activity and sedentary behaviors: Cross-sectional study. *Journal of Medical Internet Research, 11*(3), e28. https://doi.org/10.2196/jmir.1084.

Verhoeven, J. E., Révész, D., Epel, E. S., Lin, J., Wolkowitz, O. M., & Penninx, B. W. J. H. (2014). Major depressive disorder and accelerated cellular aging: Results from a large psychiatric cohort study. *Molecular Psychiatry, 19*(8), 895–901. https://doi.org/10.1038/mp.2013.151.

Voelpel, S. C., & Fischer, A. (2015). *Mentale, emotionale und körperliche Fitness. Wie man dauerhaft leistungsfähig bleibt*. Erlangen: Publicis.

de Vogli, R., Chandola, T., & Marmot, M. G. (2007). Negative aspects of close relationships and heart disease. *Archives of Internal Medicine, 167*(18), 1951–1957. https://doi.org/10.1001/archinte.167.18.1951.

Vormann, J., & Wiedemann, C. (2009). *Der Lebensmittel-IQ. [genial gesund essen]*. München: Gräfe und Unzer (GU-Ratgeber Gesundheit.

Wang, Y., Rimm, E. B., Stampfer, M. J., Willett, J. W. C., & Hu, F. B. (2005). Comparison of abdominal adiposity and overall obesity in predicting risk of type 2 diabetes among men. *The American Journal of Clinical Nutrition, 81*(3), 555–563. http://ajcn.nutrition.org/content/81/3/555.full.pdf#page=1&view=FitH. Zugegriffen am 02.07.2017.

Ward, R. A. (2010). How old am I? Perceived age in middle and later life. *International Journal of Aging & Human Development, 71*(3), 167–184. https://doi.org/10.2190/AG.71.3.a.

Weischer, M., Bojesen, S. E., & Nordestgaard, B. G. (2014). Telomere shortening unrelated to smoking, body weight, physical activity, and alcohol intake: 4,576 general population individuals with repeat measurements 10 years apart. *PLoS Genetics, 10*(3), e1004191. https://doi.org/10.1371/journal.pgen.1004191.

Werner, C., Fürster, T., Widmann, T., Pöss, J., Roqqia, C., Hanhoun, M., et al. (2009). Physical exercise prevents cellular senescence in circulating leukocytes and in the vessel wall. *Circulation, 120*(24), 2438–2447. https://doi.org/10.1161/CIRCULATIONAHA.109.861005.

WHO. (1946). Constitution of the World Health Organization. http://apps.who.int/gb/bd/PDF/bd47/EN/ constitution-en.pdf?ua=1. Zugegriffen am http://www.spiegel.de/gesundheit/diagnose/laerm-am-arbeitsplatz-laute-grossraumbueros-verursachen-stress-a-966676.html

WHO. (2000). Obesity: Preventing and managing the global epidemic. Report of a WHO consultation. In *WHO technical report series* 894. Zugegriffen am 17.07.2017.

WHO. (2012). *Alcohol in the European Union. Consumption harm and policy approaches*. (Unter Mitarbeit von P. Anderson, L. Moller und G. Galea). Geneva: World Health Organization. http://gbv.eblib.com/ patron/FullRecord.aspx?p=1809055. Zugegriffen am 30.07.2017.

WHO. (Hrsg.). (2014). The health consequences of smoking- 50 years of progress. A report of the surgeon general. U.S. department of health and human services.

WHO. (2015). Q&As on hypertension. http://www.who.int/features/qa/82/en/. Zugegriffen am 30.07.2017.

Wirtschaftslexikon. (2017). *Zeitdruck Definition*. (Unter Mitarbeit von M. Kirchgeorg). Wirtschaftslexikon Gabler. Wiesbaden: Springer Fachmedien Wiesbaden GmbH. http://wirtschaftslexikon.gabler.de/Definition/zeitdruck.html. Zugegriffen am 30.07.2017.

Yeh, J.-K., & Wang, C.-Y. (2016). Telomeres and telomerase in cardiovascular diseases. *Genes, 7*(9). https:// doi.org/10.3390/genes7090058.

Yerkes, R. M., & Dodson, J. D. (1908). The relation of strength of stimulus to rapidity of habit-formation. *Journal of Comparative Neurology and Psychology, 18*(5), 459–482. https://doi.org/10.1002/cne.920180503.

Young, K. (1999). Internet addiction: Symptoms, evaluation and treatment. *Innovations in Clinical Practice*. http://netaddiction.com/articles/symptoms.pdf

Yusuf, S., Hawken, S., Ôunpuu, S., Dans, T., Avezum, A., Lanas, F., et al. (2004). Effect of potentially modifiable risk factors associated with myocardial infarction in 52 countries (the INTERHEART study). Case-control study. *The Lancet, 364*(9438), 937–952. https://doi.org/10.1016/S0140-6736(04)17018-9.

3

Zee, R. Y. L., Castonguay, A. J., Barton, N. S., & Ridker, P. M. (2010). Relative leukocyte telomere length and risk of incident ischemic stroke in men: A prospective, nested case-control approach. *Rejuvenation Research, 13*(4), 411–414. https://doi.org/10.1089/rej.2009.0975.

Zeit Online. (2010). *Kantinenessen. Abschied von der Currywurst.* (Unter Mitarbeit von T. Groll. Die Zeit. http://www.zeit.de/karriere/beruf/2010-06/beliebtes-kantinenessen. Zugegriffen am 30.07.2017.

Zhang, W., Chen, Y., Wang, Y., Liu, P., Zhang, M., Zhang, C., et al. (2013). Short telomere length in blood leucocytes contributes to the presence of atherothrombotic stroke and haemorrhagic stroke and risk of post-stroke death. *Clinical Science (London, England: 1979), 125*(1), 27–36. https://doi.org/10.1042/CS20120691.

Zhu, S. K., Wang, Z., Heshka, S., Heo, M., Faith, M. S., & Heymsfield, S. B. (2002). Waist circumference and obesity-associated risk factors among whites in the third National Health and Nutrition Examination Survey: Clinical action thresholds 1–3. *The American Journal of Clinical Nutrition, 76*(4), 743–749.

Zok, K. (2010). *Gesundheitliche Beschwerden und Belastungen am Arbeitsplatz. Ergebnisse aus Beschäftigten-befragungen.* Berlin: KomPart (WidO-Reihe). https://www.wido.de/fileadmin/wido/downloads/pdf_publikationen/wido_pub_gesundheitlBeschw2010_0212.pdf. Zugegriffen am 29.06.2017.

Diskussion

© Springer Fachmedien Wiesbaden GmbH, ein Teil von Springer Nature 2019
A. Bartenschlager, V. Nürnberg, *Biotality-Index*, https://doi.org/10.1007/978-3-658-25577-0_4

4

Zusammenfassung
Im Folgenden werden der Einsatz des Fragebogens und seine Grenzen diskutiert.

4.1 Einsatzmöglichkeiten

Der Fragebogen zum *Biotality-Index* bietet Einsatzmöglichkeiten über alle Unternehmensbranchen hinweg. Er kann flächendeckend und einfach durchgeführt werden, daher ist sein Einsatz zeitlich, technisch und personell wirtschaftlich.

4.1.1 Einsatz für den Einzelnen

Beim Ausfüllen bedarf es keiner instrumentellen Diagnostik und der Mitarbeiter benötigt keinen größeren medizinischen Background. Zunächst wird der Fragebogen zum *Biotality-Index* in der analogen Version angeboten, für die kein Computer benötigt wird. Daneben kann er auch in einer webbasierten Form angeboten werden. Möglich wäre es, eine App zu entwickeln, die dem Mitarbeiter zugleich mögliche Interventionsstellschrauben und Handlungsempfehlungen aufzeigt.

Der Vorteil mittels Selbsteinschätzung beim Fragebogen zum *Biotality-Index* ist generell, dass jeder Mitarbeiter im Sinne seines Belastungs-Beanspruchungs-Modells einschätzen kann, ob für ihn die Arbeitsbelastung auch tatsächlich gesundheitliche Konsequenzen hat. Des Weiteren kann ermittelt werden, ob er ausreichend Widerstandsressourcen hat, um die belastenden Parameter auszugleichen (Badura et al. 2015, S. 22). Die sofortige Auswertung liefert ihm dann einen Orientierungswert über das biologische Alter und seine Vitalität im Vergleich zu seinem chronologischen Alter. In einem Beratungsgespräch kann der Fragebogen als Grundlage dienen, mögliche Bereiche zu verbessern.

4.1.2 Benchmarking

Durch diese breite Einsatzmöglichkeit des Fragebogens ist verschiedenstes interne und externe Benchmarking möglich.

Die Durchführung eines Benchmarking beruht auf der Orientierung an den Besten einer vergleichbaren Gruppe. Dabei wird untersucht, ob das Konzept die richtigen Dinge beinhaltet (Effektivität) und ob diese im Prozess richtig umgesetzt werden (Effizienz). Beim internen Benchmarking kann der *Biotality-Index* auf verschiedene Weisen verglichen werden. Zum Beispiel können der durchschnittliche *Biotality-Index* pro Abteilung/ Bereich, verschiedene Dimensionen (z. B. Ernährung) oder bestimmte Risikofaktoren (z. B. Bewegungsmöglichkeiten am Arbeitsplatz) untersucht werden. Dabei können weitere unternehmensspezifische Kennzahlen hinzugezogen werden. Unter Einbindung der Arbeitsunfähigkeitsquote pro Abteilung kann z. B. eine Vorauswahl getroffen werden, welche Abteilung eine vorrangige Durchführung des *Biotality-Index* bedarf. Ein Vergleich der Parameter des *Biotality-Index* zwischen der besten und schlechtesten Abteilung kann spezifische Handlungsfelder aufzeigen, in denen Unternehmen und Mitarbeiter konkreten Handlungsbedarf haben. Durch einen regelmäßig wiederholten Einsatz können Aussagen zur Effizienz im Zeitverlauf der ausgewählten Maßnahmen gemacht werden.

Beim (externen) Wettbewerbsbenchmarking sind die Benchmarking-Partner Unternehmen aus derselben Branche, während beim generischen Benchmarking ein branchen- und funktionsübergreifender Vergleich von Prozessen und Methoden stattfindet. Es wird hier ein Vergleich zwischen unverwandten Unternehmen angestrebt (Hofmann 2004).

Im Folgenden werden weitere Fragen aufgeführt, die im Rahmen eines Benchmarking zusätzlich von Interesse sein können.

4.1.2.1 Kalendarisches Alter

Das kalendarische Alter spielt beim *Biotality-Index* für den einzelnen Mitarbeiter bei der Auswertung keine größere Rolle. Jeder Einzelne kann unabhängig von seinem kalendarischen Alter überprüfen, ob private oder arbeitsplatzspezifische Größen seine Vitalität beeinflussen. Für das Unternehmen kann eine Erhebung jedoch sinnvoll sein, um Aussagen über gefährdete Altersbereiche zu generieren.

Um eine personenspezifische Zuteilung zu vermeiden, werden Altersintervalle bei der Beantwortung der Frage angeboten.

❓ Wie alt sind Sie?
- Jünger als 20 Jahre
- 20–29 Jahre
- 30–39 Jahre
- 40–49 Jahre
- 50 Jahre und älter

4.1.2.2 Soziokultureller Hintergrund

Der soziale Status, insbesondere Bildung, beruflicher Status und Einkommen sind wichtige Faktoren, die die Lebenserwartung mitbestimmen. Empirisch wurde gezeigt, dass Personen mit geringer Bildung, geringem beruflichen Status bzw. geringem Einkommen im Durchschnitt eine niedrigere Lebenserwartung haben als Personen mit hoher Bildung, hohem Berufsstatus oder hohem Einkommen. Die Unterschiede in der Lebenserwartung zwischen Angehörigen der höchsten und niedrigsten sozialen Schicht können enorm sein. Für Männer liegen diese bei etwa drei Jahren, für Frauen bei etwa vier Jahren (Mielck 2000, S. 361). Auf Länderebene lässt sich dieser Effekt ebenfalls beobachten. So haben statistisch gesehen wohlhabende Staaten, wie Monaco, Macao und Japan gemäß WHO (2014) die höchste Lebenserwartung.

Unterschiede bezüglich dieser Faktoren werden in jüngeren Lebensjahren aufgebaut und ziehen sich durch das ganze Leben. Zahlreiche Studien konnten die große Bedeutung sozialer Ungleichheit für die Gesundheit nachweisen (Elo 2009). Die INTERHEART-Studie belegt bspw., dass etwa 80 % aller kardiovaskulär bedingten Todesfälle in Ländern mit mittlerem bis geringem Einkommen auftreten (Yusuf et al. 2004).

Jedoch stellen diese sozialen Situationen meist unbeeinflussbare Größen dar und/oder werden teilweise durch andere Parameter abgedeckt.

Nach Porst sind Fragen nach dem soziokulturellen Hintergrund zudem als heikle Fragen eingestuft, weshalb sie beim Fragebogen zum *Biotality-Index* selbst nicht ausgewertet werden.

4

? **Welchen höchsten akademischen Abschluss besitzen Sie?**
- Keinen Schulabschluss
- Hauptschulabschluss
- Mittlere Reife
- Abitur/Fachhochschulreife
- Bachelor
- Master
- Doktor

4.1.2.3 Wöchentliche Arbeitsstunden

Einen möglichen Zusammenhang zwischen den wöchentlichen Arbeitszeiten und dem *Biotality-Index* könnte ebenfalls von Interesse des Unternehmens sein.

Wie viele Arbeitsstunden müssen Sie nach Ihrem Arbeitsvertrag wöchentlich leisten?
___

4.1.2.4 Tätigkeitsdauer

Aufgrund der im Hauptteil beschriebenen Entwicklungen in der Arbeitswelt ist es von herausragender Bedeutung, den Mitarbeiter möglichst lange fit und vital zu erhalten. Da die Arbeitsanforderungen ebenfalls die Vitalität beeinflussen, kann es für das Unternehmen interessant sein, wie lange der Mitarbeiter bereits in seinem Unternehmen tätig ist. Dabei kann ein Vergleich zwischen längerfristiger und kurzfristiger Beschäftigung im Unternehmen aufschlussreich sein.

? **Seit wie vielen Jahren sind Sie in Ihrem Arbeitsbereich tätig?**
- Seit weniger als fünf Jahren
- Seit fünf bis neun Jahren
- Seit zehn bis 14 Jahren
- Seit 15–19 Jahren
- Seit 20–24 Jahren
- Seit 25–29 Jahren
- Seit 30–34 Jahren
- Seit mehr als 34 Jahren

4.2 Grenzen

Wie im Hauptteil dieser Arbeit bereits aufgeführt, stößt die Anfertigung eines Fragebogens zum biologischen Alter bei der Erstellung auf Grenzen.

4.2.1 Vollständigkeit

Der Fragebogen zum *Biotality-Index* hat nicht den Anspruch auf Vollständigkeit, da auf die Vitalität weitere persönliche und unternehmensspezifische Größen (z. B. Unternehmensgröße, Fachbereich, betriebliche Aufgaben) Einfluss nehmen, die zu Risiko bzw. Schutzfaktoren erwachsen können. Zusätzlich können nicht alle Arbeitsanforderungen und Arbeitsressourcen aufgeführt werden (Nishi et al. 2017). Die verwendeten Parameter wurden im Sinne der Häufigkeit, der vitalitätsbeeinflussenden Stärke und Fragemöglichkeit ausgewählt. So wurde bspw. bei den Umgebungsbedingungen in der Arbeit nur das Lärmempfinden abgefragt. Dies trifft häufig geschlechts- und branchenunabhängig auf. Staub und andere Größen sind dagegen seltener und werden deshalb nicht abgefragt.

Bei der Parameterauswahl mussten nach Porst zudem einige Fragen in die Kategorie der heiklen Fragen eingeordnet werden (Porst 2011, S. 125) und werden daher ebenfalls nicht aufgeführt. Darunter fallen z. B. Fragen zur Sexualität. Forscher wie Weeks und James (1998) konstatieren zwar einen „verjüngenden Effekt" durch sexuelle Aktivität und auch Halle (2016) verwendet eine Frage zu Erektionsstörungen in Bezug auf das biologische Alter. Diese können jedoch beim Mitarbeiter Angst und Scham verursachen.

4.2.2 Aussagekraft

Nachteil eines Fragebogens ist die Ungenauigkeit gegenüber einer invasiven Diagnostik oder Testbatterie. Der *Biotality-Index* ersetzt daher keine ärztliche Konsultation, kann aber für diese eine Beratungsgrundlage sein. Ein entsprechender Verweis auf dem Fragebogen verdeutlicht die Aussagefähigkeit des *Biotality-Index*.

4.2.3 Soziale Erwünschtheit

Subjektiv gewonnene Angaben können von Erinnerungsverzerrungen und sozialer Erwünschtheit geprägt sein.

Beim Benchmarking wird die Summe derjenigen, die ihre Antwort nach unten und nach oben editieren die Balance halten, weshalb die Effekte der sozialen Erwünschtheit laut Porst generell akzeptiert werden können (Porst 2011, S. 29).

Dennoch gibt es einige Möglichkeiten, die Verzerrung durch soziale Erwünschtheit weiter zu minimieren. Hierzu zählen die Freiwilligkeit, Anonymität und Information.

Die Teilnahme am Fragebogen zum *Biotality-Index* ist grundsätzlich freiwillig. Die Belegschaftsvertretung wird bei der Planung und der Organisation der Befragung einbezogen. Eine Schlüsselrolle wird auch den Führungskräften in den Unternehmen zu teil. Sie sind nach der jüngst erschienen BGM-Trend-Studie auch in Zukunft die wichtigsten Promotoren für das Thema Gesundheitsförderung (TK 10.03.2017).

Zudem wird den Mitarbeitern die vertrauliche Handhabung ihrer Angaben zugesichert. Zur Gewährleistung des Datenschutzes werden auf dem Fragebogen keine Namen festgehalten.

Die Beschäftigten werden nach Abschluss des Tests mittels der vorgegebenen Ergebnisskala über ihren Vitalitätszustand informiert. Im Rahmen des Benchmarking erhalten sie ebenfalls Informationen über die Ergebnisse.

Bei einer webbasierten App kann die Bepunktung pro Frage unsichtbar sein, hiermit können Abweichungen aufgrund von sozial unerwünschten Fragen (wie z. B. bei Fragen zum Suchtmittelkonsum) minimiert werden. Eine datenschutzkonforme, anonyme Auswertung könnte trotzdem gewährleistet werden und der Aufwand für eine statistisch belastbare Testgröße deutlich reduziert werden.

4

4.3 Anwendungsbeispiel

Der Fragebogen zum *Biotality-Index* wurde in einer empirischen Untersuchung angewendet (Berger 2017). Dabei wurde schwerpunktmäßig der Zusammenhang zwischen der Vitalität sowie der beruflichen Position (Angestellte und Führungskraft) untersucht. Da Menschen mit geringer schulischer und/oder beruflicher Bildung häufiger von Krankheiten betroffen sind als Menschen mit höherer Bildung und zusätzlich eine bedeutend höhere Mortalität aufweisen (Lampert et al. 2005, S. 252), könnten diese einen höheren *Biotality-Index* aufzeigen (Berger 2017, S. 16).

Deshalb wurde der Fragebogen zum *Biotality-Index* durch vier demografische Fragen ergänzt. Die Fragen beziehen sich auf den höchsten Bildungsabschluss, die Tätigkeitsbranche, die Position und die durchschnittliche Wochenarbeitszeit der Befragten.

Im Rahmen des Forschungsprojekts wurde eine offene Online-Befragung durchgeführt. Bei einer Gesamtteilnehmerzahl von 409 Personen und einem Rücklauf von 79 % ergibt sich eine Anzahl von 321 beendeten Fragebögen. Dabei machten Frauen, in der Altersklasse der unter 50-Jährigen den Großteil (68,8 %) der Befragten aus.

Insgesamt 270 der Befragten Personen befanden sich in einem Angestelltenverhältnis, 51 Personen in Führungspositionen.

Nach Aufbereitung und Berechnung der Daten in Excel und SPSS ergab sich die in ◲ Abb. 4.1 ersichtliche Häufigkeitsverteilung. Die beiden Gruppen unterscheiden sich beim biologischen Alter nur unwesentlich. Entgegen der Annahme die Verteilung der Führungskräfte befinde sich gehäuft im grünen Bereich der Tabelle, ist gut zu erkennen, dass sowohl 71 % der Angestellte als auch 78 % der Führungskräfte zum größten Teil in den Kategorien liegen, in denen ihr biologisches Alter in etwa ihrem kalendarischen Alter entspricht oder (deutlich) unter diesem liegt, oder beide in etwa identisch sind. Rückschlüsse auf die sogenannte „gesundheitliche Ungleichheit" lassen sich zu dieser Stichprobe nicht ziehen. Hierbei muss jedoch erwähnt werden, dass dieses Ergebnis im Hinblick auf die Stichprobengröße nicht grundsätzlich allgemeingültig ist (Berger 2017, S. 39).

	Häufigkeit Angestellte	Häufigkeit Führungskräfte	Gesamt
Ihr biologisches Alter liegt deutlich unter Ihrem kalendarischen Alter	20 (~7 %)	5 (~10 %)	25 (~8 %)
Ihr biologisches Alter liegt unter Ihrem kalendarischen Alter	65 (~24 %)	11 (~21 %)	76 (~24 %)
Ihr biologisches Alter entspricht in etwa Ihrem kalendarischen Alter	108 (~40 %)	24 (~47 %)	132 (~41 %)
Ihr biologisches Alter liegt über Ihrem kalendarischen Alter	42 (~16 %)	6 (~12 %)	48 (~15 %)
Ihr biologisches Alter liegt deutlich über Ihrem kalendarischen Alter	35 (~13 %)	5 (~10 %)	40 (~12 %)

◲ **Abb. 4.1**   Häufigkeitsverteilung des biologischen Alters bei Angestellten und Führungskräften der Stichprobe (nach Berger 2017). Angepasste, eigene Darstellung

Literatur

Badura, B., Ducki, A., & Schröder, H. (Hrsg.). (2015). *Neue Wege für mehr Gesundheit – Qualitätsstandards für ein zielgruppenspezifisches Gesundheitsmanagement. Zahlen, Daten, Analysen aus allen Branchen der Wirtschaft.* Berlin: Springer. (Fehlzeiten-Report, 2015).

Berger, K. (2017). *Das biologische Alter bei Menschen in Führungspositionen. Eine empirische Untersuchung der Differenz vom chronologischen zum biologischen Alter, in Abhängigkeit zu der beruflichen Position.* Unveröffentlichte Bachelorarbeit. Technische Universität München.

Elo, I. T. (2009). Social class differentials in health and mortality: Patterns and explanations in comparative perspective. *Annual Review of Sociology, 35,* 553–572.

Halle, M. (2016). *Jung bleiben mit gesunden Gefäßen. So drehen Sie Ihre biologische Uhr zurück.* München: Goldmann (Goldmann, 17585).

Hofmann, A. (2004). Benchmarking. In P. Klaus (Hrsg.), *Gabler-Lexikon Logistik. Management logistischer Netzwerke und Flüsse* (3., vollst. überarb. u. ak. Aufl., S. 41–46). Wiesbaden: Gabler.

Lampert, T., Saß, A.-C., Häfelinger, M., & Ziese, T. (2005). *Armut, soziale Ungleichheit und Gesundheit. Expertise des Robert Koch-Instituts zum 2. Armuts- und Reichtumsbericht der Bundesregierung.* Berlin: Robert-Koch-Inst (Beiträge zur Gesundheitsberichterstattung des Bundes). http://nbn-resolving.de/urn:nbn:de:0257-1002451. Zugegriffen am 31.05.2018.

Mielck, A. (2000). *Soziale Ungleichheit und Gesundheit. Empirische Ergebnisse, Erklärungsansätze, Interventionsmöglichkeiten* (1. Aufl.). Bern: Huber.

Nishi, D., Suzuki, Y., Nishida, J., Mishima, K., & Yamanouchi, Y. (2017). Personal lifestyle as a resource for work engagement. *Journal of Occupational Health, 59*(1), 17–23. https://doi.org/10.1539/joh.16-0167-OA.

Porst, R. (2011). *Fragebogen. Ein Arbeitsbuch* (3. Aufl.). Wiesbaden: Springer (Studienskripten zur Soziologie). https://doi.org/10.1007/978-3-531-92884-5.

Weeks, D., & James, J. (1998). *Superyoung. The proven way to stay young forever.* London: Hodder and Stoughton.

WHO. (2014). *World health statistics 2014.* Geneva: World Health Organization. http://gbv.eblib.com/patron/FullRecord.aspx?p=1741840. Zugegriffen am 30.07.2017.

Yusuf, S., Hawken, S., Ôunpuu, S., Dans, T., Avezum, A., Lanas, F., et al. (2004). Effect of potentially modifiable risk factors associated with myocardial infarction In 52 countries (the INTERHEART study). Case-control study. *The Lancet, 364*(9438), 937–952. https://doi.org/10.1016/S0140-6736(04)17018-9.

Fazit

© Springer Fachmedien Wiesbaden GmbH, ein Teil von Springer Nature 2019
A. Bartenschlager, V. Nürnberg, *Biotality-Index*, https://doi.org/10.1007/978-3-658-25577-0_5

5

Zusammenfassung

In diesem Kapitel werden die beeinflussbaren Möglichkeiten auf das biologische Alter zusammengefasst.

Das Altern vollzieht sich, wie bereits beschrieben, biologisch betrachtet ein Leben lang. Dabei kann jedoch durch den Lebensstil stets aktiv Einfluss auf das biologische Alter genommen werden. Die derzeitige Forschung erkennt immer mehr den Zusammenhang zwischen einzelnen Einflussgrößen und Alterungsprozessen. So ist es nicht nur möglich chronologisch immer älter zu werden, sondern, wie Hufeland es erkennt, lange vital und biologisch jung zu bleiben. Mit einer entsprechenden Eigenverantwortung des Einzelnen können negative Einflüsse entgegengewirkt werden, um Krankheiten und degenerative Veränderungen zu beeinflussen. Doch nicht nur der Lebensstil im Privatleben beeinflusst das biologische Alter und die Vitalität, auch die Arbeit und seine Anforderungen haben einen starken Einfluss auf den Alterungszustand. Deshalb ist es wichtig, auch in diesem Bereich Risiko- und Schutzfaktoren ausfindig zu machen. Das Unternehmen spielt daher eine wichtige Rolle, um Altern nicht dem Zufall zu überlassen. Umgekehrt ist es für ein Unternehmen, gerade in Zeiten der gesellschaftlichen Megatrends, von zunehmender Bedeutung, gesunde und vitale Mitarbeiter zu haben. Ein Gesundheitsmanagement, das darauf ausgerichtet ist, die Gesundheit und Vitalität der Mitarbeiter zu erhalten, kann auch eine Produktivitätssteigerung begünstigen. Gesundheit wird daher zunehmend zum Wettbewerbsfaktor.

Der Fragebogen zum *Biotality-Index* kann daher einen Beitrag leisten, indem er ein Diagnose- und Sensibilisierungsinstrument darstellt und optimierbare Bereiche sowohl im Privat- als auch im Berufsleben aufdeckt. Auf der Grundlage des *Biotality-Index* können Gesundheitsfördermaßnahmen abgeleitet werden. Diese können dann in gewisserweiße als „Anti-Aging"- Maßnahmen verstanden werden.

Der Fragebogen zum *Biotality-Index* kann im Rahmen des BGMs für die Mitarbeiterbindung und Mitarbeitergewinnung attraktiv sein.

Zudem kann er im Bereich des Benchmarking innerhalb und außerhalb des Unternehmens dienen. Das vorgestellte Anwendungsbeispiel zeigt erste praktische Ergebnisse in einer digitalen Version. Um signifikante Aussagen ableiten zu können, muss jedoch die Stichprobenverteilung optimiert werden.

Insgesamt zeigt sich, dass das Thema biologisches Alter und Vitalität das Individuum, das Unternehmen, die Organisationen und die Gesellschaft betrifft und auch in Zukunft einen großen Stellenwert einnehmen wird.

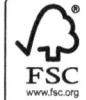